Ido en la Tierra del Autismo

Trepando Los Muros de la Prisión Silenciosa del Autismo

Por Ido Kedar

Traducción: María Guadalupe Torres

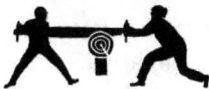

Índice

Agradecimientos

Muchas personas que hicieron que este libro fuera posible merecen mi agradecimiento. Ante todo, quisiera agradecerles a mi mamá y a mi papá, infatigables en su ayuda, apoyo y fe en mí. No puedo dejar de extender mi gratitud hacia varias personas, especialmente a Leora Romney por su apoyo e inestimable ayuda a lo largo de todo este proceso, y a Roz Romney por el bellísimo diseño de la portada. También me gustaría agradecerles a Andrea Widburg y a Sara Bildner por sus aportes y su ayuda. Gracias al Dr. Yoram Bonneh por su introducción y por nuestras charlas de exploración sobre el autismo. Por último, mi inmensa gratitud hacia Soma Mukhopadhyay por abrir las puertas de mi prisión y enseñarme a comunicarme. Tú has hecho que todo esto sea posible.

Dedico este libro a mi Oma, Stella Better, mi ejemplo de alegre valentía.

Mayo de 2012

Prefacio

Conocí a Ido Kedar en el verano de 2011, y me encontré con un muchacho inteligente de quince años luchando contra lo que él denomina "la estúpida enfermedad" del autismo. El comportamiento que exhibía Ido era exactamente igual al de un niño mudo con autismo severo y contacto visual casi nulo, movimientos inquietos y estereotipias, y un "lenguaje" compuesto por sonidos ininteligibles. Sin embargo, debido al uso que hacía del teclado y a otras pistas que dejó entrever, no me quedaban dudas de que era inteligente.

Hace aproximadamente diez años, el profesor Michael Merzenich, un reconocido neurocientífico de la Universidad de California en San Francisco con quien realicé mi capacitación postdoctoral, me pidió que convocara a un grupo de científicos para investigar a un muchacho de quince años de la India, Tito M., que al igual que Ido no podía hablar pero escribió de su puño y letra un libro de poesía. A juzgar por su apariencia y comportamiento, él también tenía autismo severo, similar al de los autistas "no verbales" o "de bajo funcionamiento", como se los denomina habitualmente.

El caso de Tito había instaurado una discusión y un debate científico, y algunos lo describían como "uno en un millón" y como un "autista prodigio" para el lenguaje. Por este motivo, estaba ansioso por conocer a otros individuos con autismo severo y no verbal, pero que no obstante pueden contarnos sobre este territorio ampliamente desconocido. Así es como conocí a Ido. Le hice muchas preguntas que respondió con entusiasmo, como quien se carga a los hombros la misión de ser la "voz" de los autistas infelices y mudos que están "atrapados en su ser, desestimados y desesperanzados." Pero aunque Ido es muy inteligente, sus habilidades no lo convierten en un autista prodigio ni en uno de esos genios extraordinarios.

Ido nos cuenta que el principal problema con el que lucha es la salida de información. Ciertamente tiene otros problemas y otras dificultades, tales como su memoria y atención de trabajo, sensibilidad sensorial, y dificultad para controlar su excitación y sus deseos. No obstante, el principal obstáculo que impide que su comportamiento pueda reflejar sus talentos cognitivos y su personalidad es un problema de salida de información— una severa desconexión entre su sistema cerebral consciente explícito e intencional y el automático o procedimental, que habitualmente se encuentra totalmente bajo control, pero que en su caso con frecuencia no lo está. Esta afirmación difiere radicalmente de la creencia común de que el autismo severo está asociado con un desarrollo anormal de las habilidades cognitivas y con una disfunción cognitiva severa.

En su libro, Ido describe muchos episodios que esclarecen este problema atormentador. En una ocasión le pidieron que le entregue flores a su tía. Debido a que ella estaba parada detrás, él no podía verla y por lo tanto no podía iniciar ninguna acción para buscarla, así que simplemente le entregó las flores a otra persona. Ido, quien a diferencia de muchos individuos con autismo no tiene inconveniente en tomar en consideración el punto de vista de los demás, escribe que esto normalmente llevaría a que uno de sus terapeutas conductuales concluyera que él no sabía el nombre de sus familiares, y a atosigarlo con tarjetas con fotos de ellos.

En otra ocasión, Ido escribe que su maestra afirmó, "Está claro que no tiene noción sobre los números" porque sus manos se rehusaban a elegir el número correcto de sorbetes que había contado, y que terminaba "abatido y avergonzado sosteniendo el número incorrecto de sorbetes en sus manos." Del mismo modo, abría la puerta cuando le pedían que abriera la ventana, o iba a una habitación cuando le pedían que fuera a otra. Me comentó que antes cuando le pedían que eligiera entre A y B su mente elegía de manera correcta pero sus manos elegían una y otra vez la respuesta equivocada, lo cual llevaba a los demás a pensar que simplemente no sabía.

Los relatos de Ido se condicen con las descripciones y observaciones aportadas por otros individuos con autismo severo. Por ejemplo, Tito podía encontrar en un santiamén una palabra en una página, pero era incapaz de encontrar un objeto en una habitación. Otros individuos tienen control motor deficiente. No obstante, Ido analiza su dificultad con la mentalidad de un científico, y concluye que él tiene que poder ver algo para poder mover su cuerpo e ir a buscarlo.

En su perspicaz introducción, Tracy, la madre de Ido, escribe que los terapeutas y médicos en general veían con escepticismo la comunicación de Ido, y le restaban importancia porque consideraban que esta comunicación provenía, aunque involuntariamente, de su madre. Siempre me pregunté a qué se debía este escepticismo, comúnmente denominado "Efecto Clever Hans", cuyo nombre se debe a un caballo del siglo XIX que realizaba operaciones aritméticas simples gracias a las pistas que le daba su entrenador de manera no intencional. Al fin y al cabo, los humanos no son caballos y sí poseen la capacidad innata de desarrollar lenguaje y un alto nivel de cognición. A mi parecer, la principal causa de esta animadversión es que Ido, al igual que otros individuos con autismo severo que he observado, exhibe una conducta paradójica que puede confundir a los terapeutas y educadores, como por ejemplo fracasar al realizar tareas simples como distinguir dos patrones visuales sencillos o responder preguntas simples, pero a su vez escribir ensayos cuidadosamente pensados. Además, pueden lograr comunicarse exitosamente en ciertas condiciones (en cierto lugar, con determinada ayuda, etc.) y fracasar por completo en otras por la peculiar naturaleza de su forma de adquirir habilidades y su inestabilidad neurológica.

En las ocasiones que observé a Ido, él expresó sus pensamientos de manera impresionante, brindando interesantes aportes sobre su condición neurológica que pueden contribuir a redirigir el foco de futuras investigaciones científicas. Leer este libro e interactuar con Ido ha causado un enorme impacto en mi manera de pensar, ya que no se trata simplemente de validar a otras personas con autismo severo que pueden escribir, sino que también echa luz sobre los déficits centrales que impiden que una persona con autismo severo se comporte de manera inteligente. Mi esperanza es que sus aportes, tan bien expresados en su libro, sean de ayuda para que padres y médicos puedan entender a las personas con autismo severo, y que esto conlleve a mejores intervenciones y tratamientos para aquellos con esta condición.

Yoram Bonneh, Ph.D.,
Departamento de Biología Humana, Universidad de Haifa

Introducción (Nota: Ido se pronuncia I-do, no Ai-do)

Imagina que no puedes comunicarte porque tienes un cuerpo que no escucha tus pensamientos. Quieres hablar y sabes qué quieres decir pero, o no te salen las palabras, o lo que salen son sonidos sin sentido o las mismas frases que ya tienes incorporadas y que has dicho miles de veces. Imagina que tu cara permanece impasible e inexpresiva cuando por dentro estás furioso, triste, o queriendo saludar con una sonrisa. Otras veces tus emociones — alegría, ira o tristeza — se apoderan de ti por completo y no tienes más remedio que entregarte a este aterrador torbellino de emociones. Imagina que vives en un cuerpo que deambula, que aletea las manos o retuerce una cinta cuando tu mente quiere que se quede quieto, y que luego se paraliza cuando tu mente le suplica que reaccione. No te permite gesticular ni escribir con lápiz o bolígrafo, a pesar de que lees de corrido. Estás echado en la cama y sientes frío, deseando poder lograr que tu cuerpo se cubra con una manta. Otras veces, tu cuerpo se abalanza impulsivamente, arrebatando cosas o haciéndote salir disparado hacia la calle. Tu cuerpo es como una prisión y no sabes cómo salir. Dado que no puedes expresar tus pensamientos, solo tú sabes que tu intelecto está intacto.

Imagina estar, año tras año, atascado en un programa educativo diseñado para un preescolar que aprende lentamente. Estás aburrido, frustrado, enojado, incomprendido, y un tanto bastante desesperanzado. Te vuelcas a las conductas repetitivas o "estereotípicas" que, al igual que una droga, generan una experiencia sensorial que te aleja del dolor pero que empeora la situación enajenándote cada vez más de la realidad. Aunque estás rodeado de gente te sientes solo y sabes que así será el resto de tu vida a menos que encuentres un medio para comunicar algo más que tus necesidades básicas. Pero nadie te enseña cómo hacerlo.

Bienvenido al mundo de Ido. Mi hijo con autismo, que ahora tiene quince años, salió de su prisión del silencio una vez que pudo comunicar sus pensamientos tecleando o señalando las letras en un esténcil. En estas páginas, él detalla y explica los síntomas y las conductas desconcertantes de su condición. Describe cómo fue su vida y su educación antes de lograr comunicarse. Corrige lo que considera "premisas erróneas" en gran parte de la teoría y el tratamiento del autismo, y cuenta cómo aprendió a comunicarse y a ser reconocido como un ser sensitivo. Por último, comparte sus reflexiones sobre la vida. Esto lo hace con humor, lágrimas, a veces enojo, y un poco de ironía. Las percepciones de Ido nos ayudan a entender cómo se vive con autismo severo. Su historia cuestiona nuestra complacencia con el status quo respecto a la educación sobre el autismo.

No obstante, más allá de sus apreciaciones sobre el autismo, Ido cuenta su historia de crecimiento personal al aceptarse a sí mismo como alguien que siempre será diferente de los demás. El lector acompaña a Ido en esta travesía, con su voz que oscila entre la ira y la amargura de un desdichado joven de doce años libre al fin para comunicar el enorme peso que guardó durante años, y la voz de un pensador profundamente espiritual que hace las paces con su vida. En esta etapa más tardía, Ido triunfa académicamente y de muchas otras maneras cursando el programa de educación general en la escuela secundaria.

Hasta los siete años, Ido carecía de medios para demostrar que estaba intelectualmente intacto. Sus maestros y una legión de expertos, basándose en su dificultad para seguir consignas, falta de habla y conductas extrañas, suponían que su intelecto y sus conocimientos estaban al nivel de sus actos. Insistían en que la única forma de aprender era ir machacando, lenta y progresivamente, las nociones elementales que necesitan los seres humanos para desenvolverse.

El aprendizaje consistía en ejercicios basados en la repetición y la ayuda de tarjetas, varias horas por día, a través del programa conocido como Análisis Aplicado de la Conducta, o ABA por sus siglas en inglés. Mientras los especialistas se reunían en presencia de Ido para hablar sobre por qué no avanzaba en un determinado ejercicio, o cómo mejorar su puntaje en otro, por dentro él gritaba "¡Yo entiendo! Ya sé lo que es un árbol ¡Por favor ayúdenme a aprender a comunicarme!" Por fuera, el grito se expresaba mediante sus manos, que aleteaban enérgicamente. Este comportamiento era rápidamente redirigido con la orden "manos quietas". Estaba atrapado.

Antes de que Ido pudiera comunicarse, yo sospechaba que él entendía a nivel receptivo pero que tenía serios problemas para expresarse. Lamentablemente, mi sospecha se basaba en simples intuiciones que poco podían hacer frente a las pruebas mucho más contundentes de su conducta impulsiva y desconcertante. Fallaba en obedecer consignas y daba respuestas equivocadas a las preguntas simples de los ejercicios. Más aún, todos los libros especializados y la opinión de expertos en el tema confirmaban que las personas autistas como Ido sufrían graves daños a nivel del lenguaje receptivo además de retraso en el lenguaje expresivo. Algunos expertos sostenían que seguramente Ido padecía un retraso mental. Afortunadamente, estos expertos estaban equivocados. Lamentablemente, nos costó mucho sufrimiento, tiempo y dinero llegar a esa conclusión.

La mayoría de las personas que consultamos eran cariñosas e idealistas. Algunas le tenían aprecio a Ido, y él a su vez las apreciaba también. Otras, no tanto. No obstante, casi todas compartían una misma teoría. Tenían una visión teórica del autismo, tal como les habían enseñado, y eso les impedía ver la verdadera capacidad de Ido y los niños como él. Partían del supuesto de que él era una tabula rasa y que había que enseñarle conceptos simples paso a paso, en incrementos pequeños. Muchos expertos nos dijeron que él ni siquiera era consciente del mundo que lo rodeaba. Claro, si uno parte de la base que el vocabulario de un niño se limita a unos pocos verbos y sustantivos, es imposible lograr una auténtica comunicación. Está tan lejos de lo posible que simplemente no se enseña. Algunos estaban tan convencidos de su teoría que directamente se negaban a investigar la comunicación de Ido cuando pudo manifestarse. La rechazaban porque simplemente les parecía un imposible. No estaban abiertos a una nueva posibilidad, o, como dice Ido, estaban "cegados por sus sesgos profesionales"

Por suerte, en el caso de Ido esto cambió. Quienes lo han conocido no pueden refutar sus capacidades tras observarlo comunicarse con su iPad o su esténcil sin necesidad de que lo guíen o lo toquen. Por lo tanto, deben cambiar el paradigma que determina su visión sobre el autismo no verbal, o ver el caso de Ido como una rara y aislada excepción. Muchas personas que fueron educadas en la creencia de que los niños autistas que se comportan como Ido son deficientes a nivel intelectual pueden tener dificultades en aceptar que estos niños pueden de hecho poseer capacidades lingüísticas complejas. A los que solo reparan en las dificultades visibles, les cuesta imaginar que algunos de esos niños que aletean con las manos y retuercen cintas sean capaces de entender el lenguaje normal y de pensar en su interior. En consecuencia, la respuesta a los niños que lograron romper la barrera comunicacional y a sus familias no siempre fue amable o constructiva. Algunos fueron acusados de no ser capaces de comunicarse de verdad, o de haber recibido demasiada ayuda por parte de un facilitador entusiasta (lo cual puede haber ocurrido, pero no es motivo para sospechar de todo niño que se comunica). O, dado que ya no caben dentro de la caja que enmarca la teoría, algunos niños que aprendieron a comunicarse independientemente fueron reclasificados por los expertos como no autistas. Pero, en la mayoría de los casos como el de Ido, los niños que salen del autismo no verbal y logran comunicarse señalando con el dedo o tecleando son considerados notables excepciones. A Ido lo atormenta ser considerado un caso único mientras que otros niños como él languidecen en silencio. A través de su libro, él espera poder estimular la enseñanza de capacidades comunicacionales a montones de niños no verbales que sufren como él sufrió.

Por suerte, el potencial comunicativo de las personas autistas no verbales se vuelve cada día más difícil de refutar. Cada vez hay más personas autistas no verbales que aprenden a comunicarse señalando letras y tecleando; y algunas, como Ido, se están dando a conocer. Igual que con Ido, a muchos no se los toca cuando señalan o teclean, lo cual contradice la falacia de que han sido programados para repetir como loros las ideas de su facilitador. Cada vez son más las personas no verbales que muestran otra cara del autismo.

En la década del 50, altamente influenciada por el psicoanálisis, se suponía que los niños autistas tenían un problema emocional. Según la teoría de Bruno Bettelheim, autor de La Fortaleza Vacía, su fecundo trabajo sobre autismo de gran aceptación entre la comunidad profesional, las madres "refrigerador" de niños autistas eran tan frías y distantes que los niños se encerraban en sí mismos como defensa contra el daño emocional. Eso explica la conducta estereotípica, la falta de contacto visual, etc. etc. El tratamiento recomendado en esos casos era la psicoterapia y la terapia de juego. Los progresos con estos métodos eran muy pobres y encima las madres debían soportar ser consideradas las causantes del autismo de sus hijos. Muy escasos eran los datos que fundamentaban una conclusión tan cruel, y sin embargo la mayoría apoyó esta teoría y miles de niños y sus familias sufrieron por ello.

En 1964, Bernard Rimland planteó que el autismo no era un problema emocional causado por una niñez traumática y una madre fría, sino más bien un trastorno neurológico.

Según las nuevas teorías, la afección era un problema de procesamiento del lenguaje expresivo y receptivo, una grave deficiencia social, junto a otros síntomas—excesos y déficits conductuales, tales como comportamientos estereotípicos y contacto visual deficiente — que podrían mejorar con la ayuda de una instrucción intensiva, ya sea de repetición o más creativa. Las acciones externas deficientes reflejaban lo que ocurría en el interior. El tratamiento recalcaba la importancia de aprovechar la "ventana de oportunidad" (hemos escuchado esta frase miles de veces al comienzo del tratamiento de Ido) en la niñez temprana para remodelar el cerebro a fin de que el niño parezca normal ante la sociedad. Según esta teoría los niños, o bien lograban sobreponerse a sus síntomas para pasar a ser normales o bien permanecerían deficientes e impedidos toda su vida.

Todos los padres de niños autistas albergan la esperanza de que por dentro, detrás de todas las conductas inmanejables, hay un niño normal que lucha por salir. Recuerdo cómo me entristecía leer en más de una fuente respetable que esta esperanza era insensata, que pensar eso era una negación, que los padres debían aceptar que detrás del comportamiento autista de su hijo yacía un alma autista. Leía que lo que Ido mostraba por fuera era el calco de su retrasado mundo interno. Irónicamente, aunque me habían dicho que no había un niño normal en el interior de Ido, nuestro programa intentaba crear uno, o al menos una copia exacta de uno, mediante entrenamiento y aprendizaje incremental tendientes a reprogramar su cerebro. En nosotros, siempre existía la posibilidad de que Ido fuera uno de los afortunados que superaban totalmente sus síntomas autistas y lograban parecer iguales a sus pares. Aparentemente, está bien inculcar normalidad mediante entrenamiento, pero pensar que hay un niño normal atrapado dentro de un cuerpo que se niega a colaborar es pura negación. Estas teorías son nocivas.

El lenguaje es nuestro medio para comunicarnos profundamente con los demás. Negarle a una persona la comunicación es limitarla a una vida de frustración, soledad e incomprensión. Ido lo llama "un crimen contra la humanidad." Como me hizo notar Ido, imagínate a Stephen Hawking sin su computadora ¿Qué hubiera sido del físico más brillante de nuestra época sin el medio que le permitía presentar sus pensamientos extraordinarios? ¿Lo habrían desestimado como una persona no pensante?

Soy una terapeuta de la salud mental por formación profesional y dediqué años al trabajo con las personas sordas. Gracias a estas experiencias profesionales pude reconocer la capacidad de Ido para entender y comunicarse.

Igual que las personas autistas no verbales, a través de la historia las personas sordas eran consideradas incapaces de entender y hasta casi como animales (esto sigue siendo así en muchas partes del mundo) debido a sus impedimentos para comunicarse. El término "sordomudo" (deaf and dumb en inglés) no se inventó solo. Inicialmente, la palabra "dumb" (sordo) pudo haber significado incapacidad para hablar, pero luego en el habla inglesa su significado se amplió para ser sinónimo de estupidez. La falta de habla era vista como falta de inteligencia, y este "hecho" parecía bastante obvio en el pasado. Las personas sordas, criadas sin lenguaje ni medios de comunicación complejos, usaban gestos y gruñidos para comunicar necesidades básicas elementales. Al no tener acceso a conversaciones, referencias sociales verbales, lectura, escritura y participación social plena, se suponía que su simpleza era producto de un deterioro intelectual y no de los caminos cerrados al conocimiento y a la información, o del aislamiento que les impedía comunicarse con otros.

Asimismo, fuentes respetables en el tema afirman con certeza que alrededor del 80% de las personas autistas no verbales tiene retraso mental. Muchas de las personas autistas no verbales que ahora se comunican a un nivel adecuado a su edad (o superior, como en el caso de Ido) ya sea tecleando o a través de un esténcil, fueron en su momento consideradas personas con discapacidad cognitiva.

Charles-Michel de l'Epee, pensador original francés del siglo XVIII, observó que en familias compuestas por más de una persona sorda, los individuos sordos comenzaban a inventar y a desarrollar su propio sistema de lenguaje por señas. Se dio cuenta de que, a través de las señas, las personas sordas podían ser educadas a niveles comparables con las personas oyentes. De l'Epee viajó por todo Francia, invitando a los padres a enviar a sus hijos sordos a una escuela que él estaba fundando. De l'Epee formalizaba las señas que los estudiantes traían de sus casas y creó un lenguaje por señas sistemático y más complejo mediante el cual los niños pudieron, por fin, comunicar sus ideas y pensamientos. De l'Epee no solo descubrió que los niños no tenían retraso mental, sino que mucho de ellos eran intelectualmente superdotados. En el caso de Ido también fue una pensadora original, Soma Mukhopadhyay, quien lo rescató de su oscuridad. Ella encontró una nueva manera de enseñarles a los niños autistas a comunicarse a través del tecleado y un esténcil.

Trabajar con personas sordas me demostró que el habla no es el reflejo de una mente intacta o inteligente, sino que el ser humano, si no puede comunicarse de la manera verbal convencional, debe encontrar otra forma de expresarse. También me ayudó a ver que, así como existen distintas variantes de 'sordera', (sordera profunda, dificultades auditivas, pérdida de audición adquirida, sordera de nacimiento, etc. etc.) hay distintas variantes de autismo que no deben ser tratadas de la misma manera.

Pasé un semestre como estudiante de intercambio en el Gallaudet College (todavía no era universidad). Yo era una de las tantas estudiantes con audición normal que asistía a esta institución de estudios superiores para personas sordas. Estuve inmersa en un mundo donde casi nadie dependía del lenguaje hablado para comunicarse. Los estudiantes se reunían, contaban chistes, participaban en clase y chismorreaban moviendo las manos. Muchos estudiantes en Gallaudet no tenían acceso al lenguaje hablado porque no podían oírlo. Veían el movimiento silencioso de labios en los demás y no podían oír su propia voz. La mayoría de los estudiantes de Gallaudet optaron por aceptar su sordera y el lenguaje por señas y expresarse totalmente sin la palabra oral.

Para las personas con dificultades auditivas, audición residual y las nacidas con audición y sordera posterior, era mucho más fácil ingresar al mundo auditivo del sonido y el habla. De hecho, personas sordas me contaban que en los tiempos en que el verbalismo predominaba en la educación de los sordos, las escuelas institucionales mostraban en público a sus lectores de labios más competentes y a los hablantes inteligibles, -generalmente aquellos que nacieron con audición y quedaron sordos por una enfermedad, o aquellos que todavía conservan audición residual- como prueba del éxito de sus métodos. Muchas personas mayores con sordera de nacimiento profunda se sienten resentidas por esto, porque piensan que estas historias de éxito dieron falsas esperanzas a los padres y ejercieron demasiada presión sobre esos niños sordos que nunca tuvieron la ventaja de haber oído. Mientras tanto, los niños sordos con lenguaje ininteligible y aquellos con pobre desempeño en la lectura de labios vivían en una especie de submundo marginal — no podían entender el lenguaje oral ni hablar bien, pero tenían vedado el uso de la lengua de señas. La necesidad de comunicarse impulsaba a estos estudiantes a aprender la lengua de señas en baños y rincones oscuros, lejos de la vista de sus severos instructores, que creían que la lengua de señas condenaría a los niños a no poder participar en el mundo auditivo común. El resultado final fue un grupo de personas que no hablaban o leían los labios suficientemente bien como para estar integrados al mundo auditivo, pero que tampoco tenían acceso a la comunidad de sordos.

Dos niños, ambos diagnosticados con autismo, pueden comenzar un programa domiciliario intensivo al mismo tiempo, recibir las mismas clases, y hasta tener el mismo instructor, y sin embargo uno de los niños podría realizar exitosamente sus ejercicios contestando correctamente las preguntas y adoptar conductas cada vez más neurotípicas mientras que el otro, como Ido, podría realizar los mismos ejercicios mucho más lentamente, con mucha más frustración y menos progreso ¿Eso se debe a un retraso cognitivo, a una deficiencia en el niño—como muchas veces se da a entender—o podría ser una situación como la del niño con dificultades auditivas vs. el niño sordo, donde uno tiene una ventaja innata sobre el otro dentro de ese sistema de instrucción en particular? Cuando Ido tenía unos seis años, un especialista nos dijo que debíamos aceptar que probablemente no avanzara mucho más. Por supuesto, jamás se nos sugirió que podría progresar si adoptáramos un enfoque totalmente distinto, ofreciéndole una forma de comunicación a la que pudiera acceder más fácilmente a través del tecleo o el esténcil ¿Cuál fue entonces el resultado final? Al igual que en el caso de la educación para sordos, solo le ofrecieron el lenguaje hablado, el cual era muy difícil para él; pictogramas, que limitaban su comunicación a sus necesidades básicas, y un enfoque educativo que le exigía lograr lo que su cuerpo no le permitía antes de pasar al siguiente paso.

Aunque ambos niños tuvieran síntomas en común—contacto visual pobre, aptitudes sociales deficientes y conductas estereotípicas — que resultaran en el mismo diagnóstico, ¿podría ser que a nivel tratamiento las diferencias fueran más significativas que las similitudes? Como primera medida, ¿tienen los niños el mismo nivel de motricidad fina, control corporal y capacidad lingüística? ¿Es posible que un niño se desempeñe mejor obedeciendo consignas, jugando de manera simbólica y limitando sus conductas estereotípicas? ¿Puede un niño controlar mejor sus impulsos, anticipar eventos, iniciar acciones e iniciar una comunicación mientras que el otro niño carece de estas capacidades? Estas diferencias, ¿no deberían al menos percibirse tan neurológicamente significativas e importantes para el tratamiento como las aparentes similitudes?

Cuando Ido finalmente dejó su clase de autismo "de bajo funcionamiento" y pasó a la de "alto funcionamiento", luchó denodadamente. ¡Su autismo se manifestaba de manera tan diferente al de los otros niños! Tenía muchas más limitaciones a nivel de independencia, lenguaje y auto-control, pero en las clases su mente volaba y debía esperar a que los otros niños terminaran de entender. Debido al control deficiente de sus impulsos, la espera lo ponía inquieto y molesto, lo cual confirmaba al personal del colegio su condición de "bajo funcionamiento". Sus compañeros autistas de "alto funcionamiento" tenían problemas diferentes. Como dijo Ido: "Ellos no son una versión verbal mía y yo no soy una versión no verbal de ellos. Es otra cosa, creo."

Hace no mucho, Ido fue entrevistado por un cineasta con Síndrome de Asperger que se mostró sorprendido, maravillado y hasta confundido ante las respuestas y explicaciones que dio Ido cuando le preguntaba sobre su vida con autismo. Más tarde ese mismo día, Ido observó que por lo general se piensa que los dos pertenecen al mismo espectro, pero en realidad pareciera que enfrentan problemas diferentes.

Hasta hace poco, solo las personas con autismo verbal podían explicar sus experiencias porque muy pocas personas con autismo severo han tenido la suerte de lograr las capacidades comunicacionales necesarias para escribir libros y artículos. Como resultado, la gran mayoría de publicaciones de personas con autismo ha sido escrita por gente con Síndrome de Asperger o con un autismo más leve. (Tito Rajarshi Mukhopadhyay, el hijo de la ex maestra de Ido, Soma Mukhopadhyay, fue uno de los primeros en "romper el silencio" del autismo severo con su primer libro en el año 2000) ¿El resultado? Con demasiada frecuencia, la comunidad profesional ha partido del supuesto de que los conocimientos de las personas diagnosticadas con Síndrome de Asperger o "autismo de alto funcionamiento" reflejan también las experiencias de las personas con autismo no verbal, y que la diferencia solo tiene que ver con el nivel de severidad.

En las publicaciones sobre el tema, los autores con Síndrome de Asperger a menudo se describen a sí mismos como personas con una deficiencia social que los lleva a sentirse fuera de lugar o como extraños frente a los demás. Y hasta observan la conducta humana con perplejidad, al estilo de Data, el personaje de Viaje a las Estrellas. Por el contrario, Ido llega a tener un conocimiento profundo de las personas. Su deficiencia social no está causada por una incapacidad para captar o entender la conducta humana, sino más bien por la negativa de su cuerpo a escuchar las instrucciones de su mente. Esto le impide hablar y comunicarse a través de gestos o expresiones faciales, y controlar sus reacciones sensoriales y emocionales. Obviamente el resultado es una deficiencia social, pero su origen no radica en la incapacidad de entender la conducta humana. Cuanto más me explicaba Ido su visión del mundo, más me convencía de que muchos de los libros escritos por autores con autismo supuestamente "de alto funcionamiento" no me habían dado los conocimientos que esperaba encontrar para entender a mi hijo. Más bien, sus libros me permitieron obtener un panorama fascinante de su realidad neurológica, que no era la de Ido.

Todo padre de un niño autista sabe que una vez que su hijo es diagnosticado debe convertirse en experto muy rápidamente. Dado que el pediatra del desarrollo que diagnosticó a Ido no ofreció ningún tipo de orientación, de inmediato nos abocamos a estudiar y a utilizar todos los recursos a los que pudimos echar mano. Leímos, hablamos con gente, e intentamos vincularnos con servicios y programas lo más rápido posible. Ido tenía dos años y ocho meses cuando fue diagnosticado — ya pasado de edad para reprogramar el cerebro según los urgentes estándares que predominan en los textos especializados y la terapia ABA. Date prisa, date prisa. La ventana de la oportunidad se está cerrando. Pronto será demasiado tarde. Apresúrate, encuentra un programa, comienza ya a remodelar esas vías neuronales. Quizá ya es demasiado tarde ¡Apúrate, apúrate, apúrate!

Para los padres de un niño autista esta es una experiencia abrumadora y a veces uno se siente a la merced de charlatanes promocionando la última cura milagrosa — uno ya no sabe qué es verdadero, qué es un fenómeno publicitario, o qué merece tu tiempo, dinero y esperanzas para tu hijo. Una fuente dice que el autismo es una alergia cerebral que se arregla con un cambio en la dieta. Otra dice que es una deficiencia vitamínica que se cura dando mega dosis de vitaminas. Das vuelta la página, y otro experto dice que la alergia alimentaria no está en el cerebro sino en el intestino, así que es preciso desintoxicar todo el organismo. Otros expertos hablan de una micosis mientras que otros afirman que el autismo es causado por una deficiencia hormonal y que un tratamiento a base de inyecciones de hormonas podría milagrosamente producir la capacidad de hablar. Otro libro promete que las sesiones con auriculares que reproducen música a frecuencias y ritmos raros pueden solucionar el problema. Muchos expertos están convencidos de que cuarenta horas semanales de ejercicios de repetición para modificar la conducta, muchos de los cuales utilizan tarjetas con información básica, pueden llevar al niño a la normalidad. Pero el próximo libro afirma lo contrario; no sometas al niño a ningún ejercicio de repetición. Sigue sus impulsos e imítalo a él y a sus estereotipias para convocarlo. Otro enfoque recomienda seguir la iniciativa de juego del niño en el caso de niños que no toman la iniciativa ni juegan. Otro hace hincapié en el movimiento; hamacarse le ayudará a calmarse y a aprender mejor. Me aconsejaron nadar con delfines para recablear el cerebro. Y así sucesivamente.

Cada tratamiento tiene padres que lo defienden fervientemente.

A lo largo del tiempo investigamos varios tratamientos y probamos algunos sin ver una verdadera mejoría. También había leído dos libros escritos por madres que afirmaban que sus hijos curaron su autismo con un programa domiciliario intensivo usando el Análisis Aplicado de la Conducta (ABA), o modificación de la conducta. El programa ABA, fundado por Ivar Lovaas, Ph.D., era lógico. Enséñales a los niños con discapacidad de aprendizaje severa lo que necesitan saber — lenguaje receptivo, lenguaje expresivo, pronombres, colores, términos, habilidades de juego, contacto visual — en pasitos incrementales progresivos. Motívalos con comida y elogios, tal como se adiestra a un perro; el clásico acondicionamiento operante. (De hecho, una de las instructoras del método ABA que tuvo Ido también ERA adiestradora de perros. Ella adiestró a uno de nuestros perros para ayudarlo a convivir con gatos y comentó que en realidad estaba haciendo lo mismo que hacía en ABA). También encontramos un estudio que mostraba que un número estadísticamente significativo de niños que comenzaron temprano con el método ABA de Lovaas se había recuperado. Según reportaron las personas que los observaban en clase con compañeros típicos de su edad, no se diferenciaban los niños nacidos con autismo de los demás niños. Este enfoque nos dio esperanzas de recuperarlo del autismo. Ninguno de los otros métodos prometía lo mismo. Los padres que escribieron libros acerca de cómo curaron a sus hijos mediante otros métodos -musicoterapia, dieta, vitaminas, imitación del niño — aportaban evidencia anecdótica interesante, pero solo ABA parecía tener el aval científico que buscábamos. Sabíamos lo que había que hacer. Ido comenzó un programa ABA poco después de cumplir tres años.

ABA es un programa integral. Insume cuarenta horas semanales en el hogar, y consume la vida de tu hijo, tu vida, y todo tipo de privacidad.

Debido a que debe haber un adulto presente en el hogar en todo momento mientras los instructores trabajan con el niño, los padres se ven obligados a reacomodar sus horarios para garantizar que al menos uno esté presente en casa. Madres y padres tal vez tengan que dejar de trabajar por años a la vez, postergar su desarrollo profesional, o pasarse la posta para ir a trabajar y no verse casi nunca. Los padres hacen malabares para organizar quién se quedará en casa, quién trabajará, quién llevará al niño a terapia del lenguaje, ocupacional o a otras terapias, y para determinar si pueden darse el lujo de contratar ayuda. En el caso de aquellos padres que están asimilando el diagnóstico de su hijo, con todas las ramificaciones que ello implica, todas estas cuestiones suman estrés emocional y financiero al desafío. Para lograr salir adelante, los padres deben formar una fuerte alianza de apoyo mutuo.

Durante los tres primeros años del programa en domicilio de Ido, mi esposo fue el único que postergó su desarrollo profesional. Diferentes instructores que entraban y salían de casa a lo largo del día llevaban a Ido a la mesa de su habitación, y le pedían que señalara tarjetas, o que se pusiera de pie y se tocara la cabeza o la nariz. Algunas personas nos decían que esta vida no era natural para nuestro hijo, que necesitaba tener la oportunidad de poder jugar, de ser un niño, a lo que respondíamos que él no podía jugar hasta no tener la capacidad de hacerlo. Cada ejercicio, cada refuerzo y cada resultado eran meticulosamente documentados en un cuaderno de registro. Era algo científico y fundamentado en datos. Algunos niños lograban dominar estos ejercicios más rápido o más lento, pero todos seguían la misma premisa, el mismo patrón de conocimientos básicos escalonados. Una vez por semana, todos los instructores de Ido, Ido y uno de los padres se reunían en la agencia para repasar todos los ejercicios y medir su progreso. Ido realizaba los ejercicios frente a todos mientras un supervisor observaba los resultados y ofrecía sugerencias para mejorar su desempeño.

ABA comienza en el nivel más básico. A Ido le mostraban dos (y luego tres, cinco o más) tarjetas, y le pedían que tocara la correcta. De esta manera le enseñaban letras, números, términos (receptivos y expresivos), emociones, acciones, personas, colores, categorías y otros indicadores de su capacidad receptiva básica. Por ejemplo, si el instructor le estaba enseñando verbos, sostenía dos tarjetas con una imagen de una acción, una en cada mano, como por ejemplo una persona caminando y una persona montando bicicleta. De manera alternativa, la instructora simplemente apoyaba las tarjetas sobre la mesa. (La cantidad de tarjetas sobre la mesa aumentaba con el tiempo conforme mejoraban sus habilidades). Luego, con voz firme y un tono de voz agudo le decía "TOCA", y luego agregaba lentamente "caminar". Entonces Ido tenía que tocar la tarjeta correcta. Si lo hacía, lo felicitaban diciéndole "¡Braavvooooo! Caso contrario, le decían "¡NO!", que curiosamente lo llaman un "no neutro" porque se pronuncia con un tono indiferente ¿Neutro? Ido se avergonzaba cada vez que lo escuchaba. "Odia equivocarse," me decían.

De esta manera le enseñaban a seguir instrucciones simples: sentarse, ponerse de pie, saltar, tocarse la nariz, y así. Le hacían hacer ejercicios para mejorar su contacto visual, y los ejercicios se iban complejizando para fortalecer sus conocimientos elementales. "¡Haz esto!" Una secuencia en la cual tenía que colocar animales de plástico en un granero de juguete y que le "enseñaba" imaginación. Los instructores además se aseguraban de que sus caras mantuvieran una expresión impasible durante los ejercicios, mirándolo fijo cual zombis, o escondiéndose detrás de una hoja de papel, no fuera a ser que dejaran escapar una pista, mirada o expresión facial que pudiera delatar la respuesta. Para reforzar este aprendizaje, Ido contaba con un recipiente lleno de algún alimento de premio partido en cantidades ínfimas. Cuando acertaba una o más respuestas, lo premiaban con un sorbo de jugo, un trocito de un dulce, una lamida de paleta, los cuales eran rápidamente retirados de su boca (gracias a esto aprendió a comer y a beber muy rápido), y luego le hacían cosquillas y le chocaban los cinco.

Un ejercicio se clasificaba como dominado o no dominado. Una vez dominado, Ido podía avanzar al siguiente nivel. Por ejemplo, si podía sostener su contacto visual durante quince segundos, luego avanzaba para intentar sostenerlo durante veinte. Si señalaba de manera correcta todas sus tarjetas, le presentaban palabras nuevas o incluso un ejercicio más avanzado, como categorías. Esta fue la realidad de Ido hasta los siete años. Una vez que comenzó a ir a la escuela, seguía con ABA después de la escuela o durante los fines de semana. Aunque en ese momento no lo sabíamos, Ido se moría del aburrimiento, atrapado en un silencio paralizante e increíblemente frustrado. Él se esforzaba por demostrar que era inteligente, pero sus manos y su cuerpo no cooperaban con su mente, de modo que todos asumían que no entendía los conceptos. No puedo imaginarme un ejercicio que genere más frustración. "Los expertos," dice Ido, "no saben nada."

ABA trabajaba en corregir las estereotipias, los impulsos y otros comportamientos excesivos no deseados. Por ejemplo, cuando Ido era chico aleteaba mucho sus manos. Sus instructores lo corregían una y otra vez de manera constante — "¡Manos abajo! ¡Manos quietas!"— y nos enseñaban a hacer lo mismo. En todo momento estábamos atentos a comportamientos autistas que debíamos corregir antes de que se instalaran como un hábito. A Ido lo corregían incesantemente, no obstante los comportamientos persistían. Desarrolló una fascinación por las letras, y miraba atentamente la lámina con el alfabeto de su habitación. Miraba los carteles y las placas de los automóviles, y bailaba y aleteaba con deleite al final de un video o un programa de TV. "Tiene una fijación con las letras," nos comentó la supervisora en modificación de conducta. "Quítenle la lámina. No dejen que se quede mirando fijo la letras." Y así lo hicimos, sin darnos cuenta de que nuestro brillante muchacho, sabiendo que no podía hablar, se estaba enseñando a leer.

Sigo pensando que algunos de los comportamientos de Ido parecían querer comunicar algo de manera no verbal, pero no tenían coherencia y eran difíciles de interpretar. Los especialistas nos decían que él era demasiado simple para eso. La primera terapeuta del lenguaje que tuvo Ido nos dijo que tenía retraso mental. ¿Cómo lo sabes?, le pregunté. "¿Tal vez no puede demostrarnos que sabe y simplemente tiene "retraso funcional?'" "Es lo mismo," concluyó ella. El desconcierto para los padres, ese tipo de disonancia cognitiva que nos enseñaron, daba por sentado que Ido no entendía los conceptos más básicos y que debía ser instruido de la manera correctiva y repetitiva más básica. A su vez, sus instructores se cubrían la boca, y lo miraban fijo sin esbozar expresión alguna mientras esperaban las respuestas en la mesa de ABA, y evitaban mirar de alguna manera que Ido pudiera interpretar como una indicación o pista de la respuesta correcta cuando tenía que señalar sus tarjetas. En otras palabras, se asumía que él no podía entender conceptos comunes tales como nombres de objetos o verbos básicos, o de reconocer emociones humanas con precisión sin un ejercicio guiado, pero pese a esto consideraban que era extremadamente perceptivo para pescar hasta la más ínfima pista facial. ¿Entonces? ¿No sabía nada o era super perceptivo? ¿Era brillante o era lento? Según esta teoría, ¿cómo podía ser ambas cosas?

Otro de los tratamientos de Ido, Terapia Ocupacional (TO), trabajaba en su integración sensorial para ayudarlo con el procesamiento de sus sentidos y sus problemas corporales. Ido pasaba de un columpio a otro — un columpio que giraba rápidamente y al que él debía aferrarse, una hamaca tirante, o un columpio sobre el cual podía pararse, todos destinados a regular su sistema vestibular. La teoría era que tras columpiarse él podría concentrarse y estar listo para aprender. Aunque disfrutaba mucho columpiarse, estas sesiones no parecían ayudarlo en nada con su atención. Mucho tiempo después, nos dimos cuenta de que pese a toda la TO que recibía, el estado físico de Ido era pésimo. Los terapeutas me hablaban de su "bajo tono muscular", pero ninguno trabajaba en fortalecerlo. Además, su sistema de regulación no había mejorado. Años más tarde nos dimos cuenta de que teníamos que concentrarnos en su aptitud física, coordinación, y en la comunicación entre el cuerpo y el cerebro más que en los columpios. Fue en ese entonces que empecé a ejercitarme con Ido. Finalmente, cuando Ido tenía unos trece años, contratamos a un entrenador personal y a un profesor de piano para que trabajaran con él su aptitud física y el control de la motricidad gruesa y fina de su cuerpo. Para un niño con escaso control de su cuerpo, el ejercicio y las lecciones de piano comenzaron a ayudarlo a sentir su cuerpo en el espacio y a dominarlo, mucho más que otras cosas que había realizado antes.

Ido siempre fue propenso a un nivel de actividad alto y a veces se volvía francamente oposicional, sobre todo cuando se sentía frustrado. Como un niño no verbal que supuestamente no entendía lo que se decía u ocurría a su alrededor, sabía muy bien cómo irritar a la gente. En terapia del lenguaje, cuando tenía tres años, dejó su tratamiento con la terapeuta "experta" — la que me dijo que Ido tenía retraso mental — y empezó a atenderse con una profesional recién graduada de la escuela de lenguaje. En las sesiones hacía que Ido tocara las tarjetas, igual que en su programa domiciliario pero con menos energía; o bien debía nombrar verbalmente el objeto en la imagen, uno tras otro. Esto fue demasiado para él. Odiaba hacer ese ejercicio en casa y se resistía a hacerlo en terapia del lenguaje también, sobre todo después de un largo viaje en auto. Al principio se resistía y se rebelaba, luego pasó a tener rabietas. Lloraba. Se rehusaba a trabajar. La terapeuta echó de su consultorio al preescolar autista no verbal.

Recuerdo ir caminando hacia el auto con una desesperación que me embargaba. Era una sensación de total desesperanza, y sin embargo pensé que Ido sí sabía lo que estaba haciendo ¿De qué otra manera podía comunicar su lógica frustración con una pésima profesional? Lo regañé, descargando mi frustración y mi vergüenza. Y fue ahí cuando vi claramente una mirada desafiante y fugaz. Él entiende, pensé. Pero la mirada pasó, la conducta bizarra volvió, y todos los profesionales y todos los libros estuvieron de acuerdo: Él no entendía. Él "percibió" que yo estaba enojada. Él "percibió" que yo experimentaba una emoción fuerte, pero ni siquiera podía identificar cuál era la emoción (como quedó claramente demostrado en los resultados de su ejercicio con las tarjetas sobre emociones). Nada más.

Y así era la vida de Ido. Jardín de infantes a la mañana. Cuarenta horas de ABA por semana. Terapia del lenguaje, terapia ocupacional, musicoterapia y otras intervenciones a las cuales habíamos apostado creyendo que funcionarían. Ido seguía creciendo y todavía no podía hablar, comunicarse de modo no verbal, seguir instrucciones o controlar su conducta. Pero seguimos adelante. Los progresos de Ido en sus ejercicios eran alentadores, pero todavía fallaba en las respuestas simples. Parecía disfrutar cada vez menos de sus sesiones, refunfuñando cuando lo llevaban a su habitación.

En sus ensayos, Ido escribe sobre algo que ocurrió cuando tenía unos cuatro años. Lo recuerdo bien; estábamos sentados en el sofá leyendo el Libro de la Selva. Esta era su película de Disney preferida. La había visto montones de veces. Siguiendo las instrucciones que me habían dado, yo por supuesto no le leía el cuento que "obviamente" él no podía entender. En lugar de eso, le pedía que tocara las imágenes en el libro, mi mano sosteniendo ligeramente su brazo cerca del codo.

"¿Dónde está Mowgli?" "Toca a Ballou." Y así sucesivamente. Ido respondía cada pregunta correctamente. Recuerdo ese momento, me sentí emocionalmente muy cerca de él, y sabía que él entendía. Sabía que ese ligero apoyo de mi mano bajo su brazo había logrado destrabarlo de alguna manera, pero también sabía que no le moví el brazo ni lo manipulé.

Cuando mi marido, científico él, llegó a casa, yo estaba entusiasmada. "¡Él entiende!", exclamé. Le conté lo que había sucedido. Recuerdo la cara de escepticismo de mi esposo. Me hizo las preguntas que nos habían enseñado los profesionales. "¿Qué pasa si no lo tocas? ¿Por qué podría hacer con apoyo algo que no puede hacer por sí mismo?

¿Crees que sin querer lo estuviste induciendo o manipulando?" No creí que fuera así, pero estaba nerviosa. Ido y yo intentamos repetir el ejercicio sin sostenerle el brazo o tocarlo — esta vez había mucho en juego. Esta vez señalaba al azar, sin acertar.

"Supongo que tienes razón. Él no entiende. No creí que lo estuviera moviendo, pero a lo mejor sí lo hice," admití. Ido escribe que en ese momento la esperanza lo abandonó y que un poco se sintió morir por dentro. Creo que una parte en mí también murió.

Pasaron varios años hasta que Ido pudo mostrarme que no era la tabula rasa que nos decían. Entretanto, Ido pasó de jardín de infantes a escuela primaria. Mientras él crecía, su plan de estudios permanecía igual. Empezó con 1+1 y años después seguía con 1+1. En tercer grado todavía le mostraban películas sobre el ABC — la misma todos los días. Sus maestros justificaban este plan de estudios porque estaban seguros de que era el nivel de enseñanza apropiado para los niños en la clase de autismo. Por ejemplo, a Ido le costaba coger el número correcto de objetos cuando se lo pedían debido a sus problemas de control motor y de comunicación cuerpo/cerebro. Para su maestra, eso evidenciaba que no entendía lo que era un número. Ido pasó de esta "educación" a ABA, y a otras lecciones. Tan solo recordar esos días me llena de odio. A Ido aún más.

Durante esos años, cuando Ido estaba bien era un niño afectuoso, querible y amado. Cuando estaba mal era impulsivo, pasivo-agresivo (más de una vez se orinó en señal de protesta), oposicional, inaccesible en su mundo sensorial de estereotipias, obsesivo y agotador. Tenemos una hija. Tenemos mascotas. Suena el teléfono. Tenemos tareas domésticas. En un abrir y cerrar de ojos la botella de enjuague bucal que había quedado inocentemente sobre la encimera del baño se va por el resumidero, o la botella de jugo de naranja recién abierta termina en el fregadero, o las plantas se quedan sin flores como quien no quiere la cosa. Tengo amigos con hijos autistas que de repente deben lidiar con un niño que se desnuda en público, se agrede a sí mismo, grita, o que arrebata comida. O quizá tienen hijos que directamente no duermen. Cuando no hay verdadera comunicación, la persistencia de estas conductas obsesivas lleva a los padres agotados al límite porque siempre se están preguntando: ¿Es consciente de lo que hace? ¿Lo hace a propósito, es una manipulación, o es que simplemente no puede controlarse? Este agotamiento, ¿termina alguna vez?

Ido siempre tenía estereotipias nuevas que iban y venían. Empezó a gruñir cuando tenía aproximadamente seis años — era un sonido gutural, abrasivo. Al principio era un ruido ocasional como respuesta al enojo, y luego se convirtió en un tic compulsivo. Todo el día, desde que se despertaba hasta que lograba dormirse entre ruidos, Ido gruñía cada pocos segundos. Gruñía al comer, viajando en el autobús escolar, sentado en clase. Era enloquecedor. Ninguna técnica ABA funcionaba. La extinción (ignorar la conducta no deseada) fracasó estrepitosamente, como así también la orden directa "No" (neutral) o "¡Boca callada!" El gruñido continuó durante meses. Yo le gritaba para que se detuviera. Nada.

Entonces un día, en mi desesperación, tomé una decisión drástica. Le hablaría normalmente, como lo haría con cualquier otra persona. Antes de empezar a manejar, le expliqué que los gruñidos desviaban mi atención y eso afectaba mi concentración al conducir. Le pedí que por favor tratara de controlarse mientras viajábamos. Para gran sorpresa mía, dejó de gruñir durante casi todo el trayecto. Mi hijo, que supuestamente no podía entender, respondió al lenguaje normal y a una orden compleja. A partir de ese momento, decidí que le hablaría normalmente.

Encontramos a una terapeuta del lenguaje que parecía más capaz de interesarlo y trabajar sobre su lenguaje con un enfoque más creativo. Igual que muchos de los profesionales que trabajaron con Ido, ella estaba muy encariñada con él. Durante las sesiones lo abrazaba y lo besaba, le decía que lo quería o lo retaba por no esforzarse lo suficiente. Una y otra vez le decía que él llegaría a hablar si se esforzara más y no fuera tan perezoso. Ido escribe sobre la rabia que sentía en esas sesiones, incapaz de defenderse o explicarle que hablar era su mayor deseo, que si solo se tratara de un esfuerzo él ya estaría hablando, pero que era demasiado difícil para él. Eventualmente, sin otro medio para comunicar su resentimiento y frustración, nuevamente se rebeló en terapia del lenguaje. Se volvió reacio, le tironeaba la camisa a su terapeuta, la agarraba del cabello, ciertamente una forma de comunicación no verbal. La reacción de la terapeuta fue enviarlo a su casa como inviable. Una vez más, su comunicación grosera había liberado a Ido de una situación que le resultaba insoportable.

La realidad es que existe una gran diferencia entre el habla y la comunicación. Un loro puede hablar pero no hace más que repetir la misma frase fija una y otra vez. Las personas sordas pueden no hablar pero sus manos transmiten sus ideas sin palabras habladas, y todos sabemos que basta una mirada para comunicar los pensamientos más profundos. Ido comunicaba muchas cosas a través de sus arrebatos pero creo que no siempre lo escuchábamos. Estábamos demasiado ocupados controlando sus conductas. Ido necesitaba una alternativa al lenguaje hablado. Necesitaba una forma más accesible de comunicar sus pensamientos y la necesitaba de inmediato.

Finalmente pudo comunicarse conmigo cuando tenía siete años, mientras hacíamos las invitaciones a su fiesta de cumpleaños. Fue como un milagro. Debido a sus problemas de motricidad fina, en esa época Ido era incapaz de escribir sin que alguien lo ayudara a sostener el lápiz. Yo tenía que literalmente colocar mi mano sobre la suya para ayudarlo a guiar el lápiz. A propósito, algunas eminencias en autismo han cuestionado si es cierto que los niños autistas tienen problemas de motricidad fina. En el caso de Ido, estos problemas motores siempre estuvieron presentes. Él describe sus manos como "guantes de béisbol". Es al día de hoy que no puede abrir una bolsa de papas fritas o pelar un caramelo. Necesita una tijera para abrir el envoltorio. Llevó años enseñarle a sus dedos a atarse los zapatos e incluso ahora tiene dificultad para abotonar o subir la cremallera de su chaqueta.

Mano sobre mano, le pedí a Ido que escribiera palabras en las invitaciones a su fiesta y le dije qué escribir, letra por letra. C-U-M-P-L-E-A-Ñ-O-S. Luego le pedí que agregara el nombre de su amigo. Pero antes de deletrearle el nombre, sentí el lápiz moverse bajo mi mano. Él deletreó la palabra. Probé hacer esto mismo una y otra vez con otras palabras sin deletrearlas. Y cada vez las deletreó correctamente, sin necesidad de que yo pronunciara la letra en voz alta o que manejara su mano. Tomé conciencia de que yo no estaba haciendo absolutamente nada de manera "involuntaria". Sostenía su mano sin moverla, al estilo de una tabla Ouija. En ese momento lo supe. Esta vez SUPE que Ido entendía. No tenía deterioro cognitivo. Él sabía qué eran los pronombres. Usaba un vocabulario normal que jamás le enseñaron en la escuela o en las tarjetas. Podía leer y escribir. Había aprendido el lenguaje como todos los demás niños, incidentalmente. Todos nos habíamos equivocado con él.

Saqué un papel y le hablé. Estaba totalmente abrumada por emoción, culpa, remordimiento, alegría. Conversamos por primera vez en la vida. Le pedí perdón por no haberlo entendido y por manejar mal las cosas en el pasado. Le pregunté por qué nunca antes me mostró que entendía y que podía leer y escribir. Lentamente, garabateó unas letras bajo mi mano y escribió "No sabía cómo hacerlo".

Ido acumuló mucho resentimiento por haberse sentido tan atrapado. Esto se fue complicando porque al principio nadie aceptó lo que yo decía. Mi sensación era que todos nuestros especialistas en ABA pensaban que me había vuelto loca. Recuerdo haber llamado a nuestra instructora principal, a quien Ido quería muchísimo, para darle la maravillosa, milagrosa noticia de que Ido no solamente entendía sino que, además, ¡podía leer y escribir! En lugar de reaccionar con alegría o entusiasmo, sentí como un escalofrío en el teléfono. Midiendo mucho sus palabras, me dijo que, en base a los datos y a la evidencia, lo que yo decía era altamente improbable. Además, agregó, había controversias en la comunidad profesional respecto a si los niños a los que se les adjudicaba la capacidad de comunicarse a un nivel avanzado estaban verdaderamente expresando pensamientos propios. Ido se sintió abatido por esta falta de confianza en él. Para mí, esto fue el comienzo del fin de mi paciencia con la sapiencia de aquellos que durante tanto tiempo habían tomado decisiones acerca de su educación. Duramos con nuestro programa ABA solo dos meses más. Pero esta vez, nadie me iba a disuadir. Estaba totalmente segura de tener la razón y con la certeza viene la seguridad para defender nuestras convicciones a pesar de las presiones hostiles. Fueron tiempos de mucha soledad.

La duda constante hizo que Ido se enojara mucho. Al fin liberado para poder expresar sus ideas y sentimientos, aunque con facilitación, Ido estaba dolido y furioso porque aquellos a quienes quería y lo querían a él no le creían. Solamente tenía a su mamá para comunicarse y, ¡vaya si me cargó con toda su ira y frustración! Mi esposo, para aplacar sus dudas y ansiedad, permanentemente intentaba armar tests a doble ciego para asegurar que Ido realmente se estaba comunicando. Le daba instrucciones a Ido: "Cuéntale a mamá a dónde fuimos hoy". Y a mí me decía: "Pregúntale qué vio en el muelle". En estos tests armados Ido inmediatamente se ponía ansioso y se negaba a contestar, lo cual hacía dudar más a su papá. "Deja de testearme," le garabateaba a su padre.

Pero a lo largo del tiempo, las pruebas de doble ciego hechas al azar se fueron acumulando. Ido me contaba cosas que yo de ninguna manera podía haber sabido. Por ejemplo, un día vino de la escuela llorando. Le pregunté qué le pasaba y me dijo que un niño, al cual nombró, se había burlado de él en el autobús. Al día siguiente se lo comenté a la conductora del autobús escolar y me dijo que iba a estar atenta. Esa tarde, al volver, me dijo que había pescado a ese mismo niño molestando a Ido y que ella lo detuvo.

Más aún, la personalidad divertida, ocurrente y encantadora de Ido empezó a brillar a través de sus escritos. Cuando estaba enojado su escritura era grande y pesada; si escribía sobre algo triste a veces lloraba; y si el tema era gracioso, se reía. De manera significativa, su capacidad para seguir instrucciones mejoraba rápidamente a medida que escribía. En esa época consumíamos montones de cuadernos, y finalmente pasamos a una pizarra Magna-Doodle para ahorrar espacio y papel.

Debido a que la escuela seguía siendo muy aburrida para Ido, contratamos a una maestra particular, una estudiante de magisterio sin antecedentes de trabajo con personas autistas que desarrolló para Ido un programa de estudios a nivel de grado en todas las materias. Ido tuvo un buen desempeño. Era todo muy surrealista. En la escuela no aprendía nada. Le hacían mirar libros para niños de dos años y sumar números de un dígito, mientras que en casa escribía ensayos, aprendía ciencia, multiplicaba y dividía por dos dígitos. Al principio, la primera maestra de Ido aprendió a apoyar su escritura a mano mediante facilitación, y posteriormente ella aprendió a usar el esténcil de letras con él.

En la escuela, intentamos convencer a las autoridades de que Ido tenía un intelecto de alto funcionamiento que encontraba en la escritura una manera de expresarse. De nada sirvió. "Nadie," insistió mi marido, que para entonces ya había superado su escepticismo inicial "aceptará jamás que es Ido quien se comunica en la medida que tú le sostengas la mano." Esto era cierto, por supuesto. Empezamos a buscar a alguien que le ayudara a aprender a escribir sin apoyo. Milagrosamente, apareció Soma Mukhopadhyay. Ella descubrió un método al que decidió llamar Rapid Prompting Method (RPM) para enseñarle a su propio hijo Tito, con autismo severo, a teclear y expresar sus pensamientos. En ese momento vivía cerca de nosotros. Un psiquiatra que lo controlaba a Ido nos derivó a ella. Nos dijo que había tenido buenos resultados enseñando a otros niños autistas a comunicarse señalando letras o tecleando. A diferencia de la mayoría de los padres que llevaban a sus hijos a consultar con Soma, yo ya sabía que Ido podía comunicarse. Nuestra meta era la independencia.

Al principio, Soma trabajaba en su pequeño departamento. Poco tiempo después abrió su propio consultorio privado. Ido tuvo la suerte de trabajar con Soma más de seis meses antes de que ella decidiera mudarse a Austin, Texas. La primera lección fue totalmente distinta a lo que Ido había experimentado antes. Soma, una mujer de la India y de contextura pequeña que vestía un sari de colores vivos, empezó a trabajar con él de inmediato. Le mostró a Ido una lección de Ciencias en un libro de texto del grado adecuado a su edad. Y empezó a hacerle preguntas sobre la lección que daban por supuesto tanto su inteligencia como su comprensión. Hablando muy rápidamente, Soma intentó derrumbar las estereotipias de Ido desviando su atención de las distracciones internas y externas, y verbalizando en voz alta las letras que escribía en un papel que luego rompía en trozos. Por ejemplo, Soma podía preguntar algo como, "¿un volcán erupciona l-a-v-a" (decía mientras escribía cada letra en un trozo de papel que luego rompía en tiras) "o a-g-u-a?" Luego colocaba las dos opciones delante de Ido y él señalaba una de las respuestas, sin que ella le moviera el brazo. Ido progresó desde elegir entre varias opciones de respuestas a responder preguntas, y luego a expresar sus propias ideas. La primera frase completa que señaló en el esténcil de letras en forma independiente fue "toca tu nariz". Soma la leyó, hizo una pausa y dijo apresuradamente, "No, no, no, no. Eso no es lo que hacemos aquí." Le dijo que aquí no había golosinas de premio, ni recreos, ni órdenes repetitivas. Aquí se aprendía lo que correspondía al nivel de grado adecuado a su edad y comunicación.

Es cierto que Soma al principio ofrece prompts (pistas) a los estudiantes para sonsacar la comunicación. Este era un motivo de queja entre los profesionales que nos atendían. Ella no lo niega. Como lo explica Ido, su método se llama "Rapid Prompting". Los ejercicios de ABA, el programa escolar, la terapia del lenguaje, ocupacional, y todos los demás enfoques educativos que se aplicaron durante su vida también ofrecían muchísimos prompts o pistas a modo de estímulo. Se le indicaba ponerse de pie, sentarse, limpiarse la cara con una servilleta, mirar a la gente, dejar de autoestimularse, jugar de manera apropiada, dominar rutinas, y así sucesivamente. Por lo tanto, no entiendo por qué los especialistas consideraban que utilizar prompts para todas las acciones cotidianas — apoyo que gradualmente se iba retirando- era una estrategia aceptable, mientras que utilizar prompts para incitar la comunicación de Ido (no el habla) — que también se iba retirando gradualmente- era desdeñada por ellos y descartada por considerarse manipulativa. Es por esta teoría que algunos de los expertos de Ido que lo observaban cuando empezó a trabajar con ella descartaron sus primeros intentos de comunicarse. Porque a veces, cuando se bloqueaba, Soma a propósito le hacía poner la mano sobre una letra en el esténcil para ayudarlo a arrancar. Su maestra insistía que Soma manipulaba su señalamiento. Casi no le tocaba el brazo, pero sí le tocaba la pierna para inducirlo hacia una dirección. Hasta el día de hoy no entiendo cómo esa maestra pensaba que Ido lograba señalar las letras correctas en un esténcil, o deletrear palabras completas, o responder preguntas simplemente porque Soma ponía una mano sobre su pierna.

Para mí, este es un ejemplo más de la absurda dicotomía súper perceptivo vs. súper retrasado que divide la visión de muchos especialistas en autismo.

La maestra de Ido y la supervisora del programa domiciliario ABA dijeron que Soma era cruel porque Ido mostraba resistencia las veces que lo observaron en las sesiones con ella. Al principio, él le arañaba la mano y trataba de escapar de la habitación porque el trabajo le costaba demasiado esfuerzo. Pero, a diferencia de muchos otros especialistas que consultamos, Soma supo perseverar aun cuando él tenía una rabieta. Efectivamente, Soma tenía varios arañazos en las manos y los brazos, causados por estudiantes que al principio se resistían de manera no verbal. Es importante señalar qué piensa Ido sobre Soma. Según Ido, ella "le salvó la vida,", es "una innovadora enviada del cielo," y le está muy agradecido por haber aguantado su resistencia inicial.

Recuerdo lo que sería nuestra última sesión con el equipo supervisor de ABA. Mi esposo y yo queríamos ver de qué manera el programa podía adaptarse a las necesidades de Ido dados los cambios en su comunicación. Ido no estaba presente en esta ocasión pero estaba todo el equipo reunido y las jóvenes discutían, tratando de convencernos de que en realidad Ido no podía comunicarse tal como lo describíamos. Después de todo, dijeron, en ningún momento se comunicó con ninguna de ellas en este nivel complejo, y la destreza no era verificable si no se generalizaba con todos. Más aún, los datos que arrojaban los resultados de los ejercicios no reflejaban una capacidad receptiva y expresiva avanzada. Al mencionarles los casos de niños autistas que ellas conocían y que habían logrado comunicarse a nivel avanzado, nos dijeron que probablemente fueron influenciados por su facilitador y que era dudoso que realmente hayan comunicado pensamientos propios. Cuando mencionamos a Tito, el hijo de Soma, que se comprobó pudo comunicarse independientemente y era un autor con libros publicados, la supervisora dijo que probablemente estuviera mal diagnosticado y que no era realmente autista. Cuando planteamos la posibilidad de eliminar algunos de los ejercicios de vocabulario básico del programa de Ido, la supervisora se puso impaciente y afirmó, "En realidad no importa si Ido puede comunicarse o no. Esto no cambiará nuestra forma de trabajar con él." En otras palabras, seguirían con el aprendizaje de términos básicos como puerta, papá, niña, niño, mesa y silla. Ahí fue cuando mi esposo y yo nos dimos cuenta de que nos enfrentábamos a una rigidez ideológica incapaz de adaptarse a las necesidades reales de nuestro hijo. Nos daba miedo abandonar un enfoque en el cual habíamos invertido tanto a lo largo de los años, como así también separarnos del equipo en términos tan negativos, pero su total rechazo a considerar lo que les dijimos no nos dejó otra opción.

A medida que Ido avanzaba con el esténcil de letras, cada vez resultaba más difícil negar que se estaba comunicando. Si bien discontinuamos las sesiones con el método ABA, seguimos trabajando con la misma agencia, que puso a Ido en contacto con excelentes asistentes individuales en la escuela y con supervisoras capaces de ver y apoyar sus verdaderas capacidades. Como punto a su favor, la supervisora reemplazante que apareció cuando interrumpimos el programa domiciliario pudo verlo a Ido comunicándose y describió sus destrezas como "irrefutables." Ella hizo gestiones para ayudarnos a conseguir un entorno de aprendizaje más adecuado para Ido.

Para apoyar este proceso, busqué a una psicóloga particular para que evaluara la capacidad de aprendizaje real de Ido, permitiéndole comunicarse mediante el esténcil de letras mientras ella observaba si estaba siendo manipulado o siendo inducido. Esta fue la primera evaluación donde Ido fue autorizado a responder preguntas con su modalidad. Como resultado, su puntaje de funcionamiento intelectual saltó de un nivel bajo al de un niño extremadamente inteligente. La psicóloga no salía de su asombro. En el curso de varias visitas, ella evaluó vocabulario, capacidad de escritura, capacidad matemática, y así sucesivamente. Se determinó que a los diez años su vocabulario estaba al nivel del último año de la secundaria, y su aptitud para las matemáticas correspondía al nivel adecuado a su edad, como mínimo (llegado a este punto, dejó de testear matemáticas porque Ido estaba agotado). Como resultado, en quinto grado Ido finalmente dejó la clase de nivelación para niños autistas y fue enviado a otra escuela con una clase de autismo de "alto funcionamiento". Finalmente tuvo su primera oportunidad de obtener una verdadera educación académica en la escuela.

Lamentablemente, esta transición implicó un año escolar con muchos desafíos desde todo punto de vista. Ido debía enfrentar largos viajes diarios en el autobús escolar, autoridades escépticas, el pase abrupto a un aprendizaje académico, y el requisito de quedarse sentado y quieto en el aula todo el día. Mucho peor era la soledad, el resentimiento y la ira que sentía y expresaba a través de su conducta. Usaba su estencil de letras para comunicar los más soeces insultos y groserías. (No sabemos de dónde sacó este lenguaje indecente, dado que lo más subido de tono que escuchaba en casa en ese momento eran los dibujos animados de Disney). Durante una prueba de vocabulario, utilizó perfectamente en contexto cada palabra del examen en una frase llena de obscenidades, como por ejemplo: "Estoy manipulando a toda esta escuela de m%$rda." Lo único bueno de esta experiencia fue que las autoridades finalmente pudieron comprobar que de verdad se estaba comunicando.

Tras graduarse, Ido fue enviado a una escuela media con una clase de autismo de "bajo funcionamiento". Ya no quería ser el único niño no verbal en una clase de autismo verbal. Además, me dijo, la enseñanza era muy lenta. Él quería educarse y al mismo tiempo estar con sus amigos autistas. En sexto grado, la comisión IEP (la comisión escolar que diseña el plan educativo individualizado para niños con necesidades especiales) integró a Ido en las clases de matemáticas y ciencias, y le asignaron trabajo académico en el grado adecuado a su edad para las demás materias. La sala de autismo estaba a su disposición para que pudiera distenderse — un lugar donde podía ser él mismo con niños como él, aunque no pudieran comunicarse como lo hacía él. Si bien era mucho trabajo, esta fue la mejor experiencia de aprendizaje que había tenido Ido hasta ese momento. Nunca nos hicieron sentir que se ponía en duda su intelecto o que su presencia era meramente tolerada. Fue bien acogido, y por este cambio de actitud nos sentimos profundamente agradecidos. En séptimo grado, Ido cursó el nivel común en tres materias académicas, en clases grandes de cuarenta y cinco estudiantes. Con la ayuda de su asistente individual, hacía el mismo trabajo en clase y la misma tarea en el hogar que los otros niños, y permanentemente obtenía calificaciones A y B en su libreta. Basándose en esto, el Distrito Escolar sugirió que en octavo grado Ido fuera integrado en todas las clases y que se le designara un estudiante de educación general para su programa académico. Siendo ahora estudiante de primer año en la escuela secundaria, se inscribió en todas las materias del plan de estudios correspondiente y asiste a todas las clases regulares de la jornada escolar completa. Hace el trabajo de clase y la tarea regular, y mantiene un buen promedio de calificaciones. Está previsto que se va a graduar junto con sus compañeros. En este proyecto, él es un pionero. Cuando recuerdo que en cuarto grado Ido no cursaba el programa escolar común porque se pensaba que no podía leer, escribir o siquiera entender el más simple de los conceptos, lo mínimo que puedo decir es que ha llegado muy lejos.

Las ideas en este libro ponen en tela de juicio muchos de los supuestos que sostienen los profesionales que trabajan con personas autistas. En nuestra experiencia, Ido se liberó a pesar de, y no a causa de, el pensamiento predominante en la actualidad. Si hubiéramos seguido dependiendo de los especialistas y educadores que dominaron la niñez temprana de Ido, si él no hubiera encontrado una manera de mostrarme que podía leer y escribir, y si no hubiera confiado en mis ojos y mis impresiones, Ido todavía estaría atascado, cerrado en sí mismo, subestimado y sin esperanzas. Ha llegado el momento de volver a cambiar los paradigmas sobre el modo en que entendemos el autismo, y es Ido, junto con otros comunicadores autistas no verbales, el guía clave en este proceso.

La idea de este libro surgió por casualidad. Cuando Ido tenía once años, le pidieron que diera un discurso en un banquete en honor a los voluntarios de The Friendship Circle, un programa que empareja adolescentes típicos con niños con discapacidades para realizar actividades. Era la primera vez que le pedían compartir sus pensamientos en un foro público. Eso ocurrió cuando Ido cursaba quinto grado, que, como dije antes, fue un momento de transición académica y de enorme frustración personal para él. Él escribió desde su corazón y describió sus experiencias de vivir con autismo. La respuesta fue contundente. Lo ovacionaron de pie y luego fue asediado por personas que lo abrazaban y le agradecían todo lo que les había enseñado. Muy emocionante fue una madre que sollozaba y le decía a Ido que él le dio una ventana que le permitió, por primera vez, entender lo que experimentaba su hijo autista. Él empezó a tomar conciencia de que tenía un mensaje importante para compartir.

Meses más tarde, una psicóloga que trabajaba con Ido le pidió que le contara qué significaban las estereotipias para él. Ido se sentó y analizó su conducta autoestimulatoria. Se dio cuenta de que podía explicar el autismo desde adentro hacia fuera, describiendo uno por uno sus síntomas y conductas desconcertantes. Mientras lo hacía, empezó a entenderse mejor a sí mismo. Escribió sobre su educación, que lo llevó a analizar algunas de las teorías dominantes respecto a los síntomas y el tratamiento del autismo, y cómo afectaron su vida. Cuando tenía doce años, Ido escribía intensamente. Su preocupación era comunicar su mensaje. En sexto grado, casi todos los días cuando regresaba a casa se ponía a escribir. Algunos ensayos eran como un diario que lo ayudaba a lidiar con el inmenso desafío que le suponía aceptar su autismo y asistir a una escuela de educación general. Otros ensayos tenían por objetivo explicar el autismo a los demás. Como alguien que podía describir el autismo desde adentro, Ido se sentía obligado a ayudar a aquellos con autismo que todavía no podían comunicarse. Continuó escribiendo durante los tres años subsiguientes.

Ido escribía cada ensayo señalando cuidadosamente cada letra en un esténcil, mientras yo anotaba sus palabras en un cuaderno. Era un proceso muy lento, pero son sus propias palabras y pensamientos, transcriptos a partir de su señalamiento. En lugar de dictar palabra por palabra, Ido dictaba letra por letra. Escribía sus ensayos en un borrador. Él componía y visualizaba sus palabras antes de señalarlas en su esténcil de letras. Era como que estaban en su cabeza esperando ser pronunciadas. Para mí, ser la compañera de Ido mientras componía su libro fue una experiencia fuera de serie. Cada ensayo me hacía ver que lo que él estaba creando era una ventana al autismo que era única, y de una importancia crucial. En muchos aspectos, yo fui la primera estudiante a la que Ido explicó el autismo.

Con frecuencia, Ido reaccionaba emocionalmente al tema. A veces saltaba, aleteaba sus manos o caminaba por la habitación, pero siempre volvía para completar su ensayo. Desde lo emocional, le era muy difícil revivir el dolor y la frustración de su niñez temprana cuando se sentía atrapado y aterrorizado de pensar que su verdadera inteligencia pudiera no ser descubierta jamás. Al mismo tiempo, escribir le ayudaba a elaborar el trauma de esta experiencia. A mi entender, los escritos de Ido son notables no solamente por lo que nos enseñan sobre el autismo sino también por lo que cuentan sobre su propio viaje de crecimiento emocional y aceptación personal. Sus primeros escritos pueden ser difíciles de leer. Pero sus conceptos sobre la experiencia de un niño inteligente no verbal atrapado en su cuerpo pero erróneamente considerado retrasado a nivel cognitivo y deficiente en el procesamiento del lenguaje receptivo pueden ayudar a educadores y padres a repensar los supuestos sobre cómo se debe enseñar a los niños autistas no verbales. Los escritos posteriores de Ido reflejan a un joven tratando de encontrar la manera de lidiar con los desafíos no deseados de vivir con autismo y de darle un sentido a su sufrimiento. Ido dice, "No puedo desperdiciar el resto de mi vida autoestimulándome". Su relato es la historia del triunfo sobre el espíritu humano indómito. Es una inspiración para cualquier persona luchadora.

Aunque el libro de Ido fue escrito a través de un esténcil de letras, también ha logrado teclear en un iPad. En la primera frase que tecleó en su iPad escribió que ya nadie más pondría en duda si él hacía su propio trabajo o si escribía sus propios escritos. El iPad está apoyado sobre una mesa y, como siempre, Ido teclea cada letra sin que nadie lo toque. A medida que teclea, cada letra aparece en la pantalla. Siempre que puede, usa la predicción de palabras para agilizar el proceso. Una vez que terminó de teclear pulsa el botón "hablar" y una voz con sonido humano dice sus palabras en voz alta. Esto es un gran avance comparado con su antiguo teclado con voz robótica, que le resultaba incómodo. El esténcil de letras le sigue resultando más rápido y fácil de usar, pero él está adoptando esta nueva tecnología con la esperanza de que le ayudará a encontrar su voz en el mundo.

Fuimos bendecidos por haber encontrado personas muy valiosas que lo ayudaron a Ido en sus esfuerzos. Tenemos una enorme deuda de gratitud para con toda esa gente maravillosa. Todos reconocen y estimulan los talentos de Ido para ayudarlo a superar sus dificultades y funcionar en el mundo tan normalmente como le sea posible.

Es una relación entre iguales. Él ahora es fundamental en el diseño de su propio programa para cubrir sus necesidades. Y sin embargo, en su apariencia externa, Ido dista mucho de ser "normal". Todavía tiene su autismo y todo lo que ello conlleva, incluyendo las estereotipias, los ruidos y los esfuerzos para controlarse. Pero ahora es independiente y supera constantemente cada uno de los desafíos que se propone. Disfruta jugando a los juegos electrónicos en su iPad y Wii, y se distiende mirando shows de cocina con sus chefs favoritos. Está cumpliendo su sueño de educar a la gente sobre el autismo. Da discursos en conferencias sobre autismo y en muchos otros eventos. Tiene un blog, www.idoinautismland.com (del cual provienen algunos de sus ensayos más recientes), y es posible seguirlo en Facebook y Twitter. Ha sido entrevistado por estudiantes de medicina, especialistas en autismo y cineastas, y sus escritos aparecen en un libro sobre autismo. Ido dice que encontró su voz a través de su mano. Y finalmente, sigue asistiendo a una escuela secundaria común, ejerciendo su derecho a una educación normal a pesar de lo difícil que es ser distinto, y estarse quieto en un asiento y controlar su cuerpo. La escritura de Ido lo ha ayudado a lograrlo. Ido escribió su primer discurso a los once años. Pronto cumplirá dieciséis años y terminará su primer año de escuela secundaria.

Le deseo éxito a mi maravilloso hijo, y todo el poder y la fuerza para lograr sus metas y vivir, como él suele decir, "una vida plena de sentido".

Por Tracy Kedar
Mayo de 2012

Los 12 años, la edad del enojo y de la tristeza

Con el despertar de mi adolescencia, la tristeza y la frustración me
golpearon duro debido a mi autismo y a todo lo que me impedía hacer.
Aunque algunos de mis escritos transmiten enojo, me pareció importante
mostrarlos aquí porque así me sentí emocionalmente durante ese año
tan difícil. Tuve que superar el dolor por todos los años que transcurrieron
antes de poder comunicarme. También me esforcé mucho por
entenderme mejor a mí mismo y a mis síntomas.

Estereotipias
Noviembre de 2008

Las estereotipias acarrean una fuerza poderosa y contundente. Ejercen en uno una presión que hace que toda resistencia sea en vano. En cierto modo, es como resistirse al hambre o al sueño. Me sorprenden tan de repente. Tras eso siento la necesidad imperiosa de hacer algo como aletear mis manos, hacer ruidos o escupir agua.

A veces funcionan para hacerme liberar emociones. Otras veces se apoderan de mis emociones, como un desenfreno que dejo avanzar y no sé bien como detener. Trato a las estereotipias como buenos amigos porque realmente están conmigo todo el tiempo. Siento mucha necesidad de escaparme de la realidad y las estereotipias me transportan a otro mundo. Siento estas fuerzas como olas de energía sensorial. Me bombardean luces plateadas y chorros de colores. Es algo bonito de mirar. Me cautiva, pero a veces me asusta. Tantos colores delirantes en mi imaginación me aterran. Me pierdo en el mundo sensorial, que es un alivio y una prisión venenosa.

Algunas estereotipias simplemente me entretienen, como escupir agua por ejemplo, pero algunas liberan mis tensiones. Si me dejo llevar me cuesta detenerme, incluso si debo hacerlo. Escucho mis impulsos más que las palabras de los que me dicen que me detenga. Me gusta ser irritante a la hora de descargar mis frustraciones. Sé que es una maldad, pero es la verdad. Al rato me arrepiento, una vez que me relajo, pero durante el episodio no tengo ningún tipo de contemplación por cómo mi comportamiento molesta a los demás. Esto es porque en mi cabeza estoy disfrutando de autoestimularme, y las palabras que me piden que me detenga interfieren con mi placentero subidón. Las estereotipias ciertamente son como una droga. Simplemente debo entregarme a mi mente para perderme en un mundo sensorial en donde me siento bien arriba y guau, es sensacional. Tras esto tengo que regresar a mi frustrante realidad.

Las estereotipias no son predecibles. Tienen motivaciones internas que no puedo prever. Un día predomina una estereotipia. Y luego llega otra y la remplaza. No puedo predecir cuál vendrá, pero no me cuesta embarcarme en otra.

Las que más disfruto son las estereotipias vocales. Para otras personas son sonidos sin sentido, pero a mí me entretienen. Detesto las estereotipias que se apoderan de mi vida, como aquella época en la que gruñí sin parar durante meses. No podía detenerme pese a que realmente lo deseaba. Luego se fue sola, y espero que no regrese nunca más. Realmente tenía muy poco control sobre esa situación. Me resulta mucho más difícil dejar de autoestimularme cuando me siento estresado. En esos momentos mi autocontrol flaquea. A veces me avergüenzan mis estereotipias cuando las personas se me quedan mirando. Pero así y todo no puedo parar. Sé cómo debo conducirme socialmente, pero mis estereotipias nunca ceden para permitirme alterar mis movimientos.

El aleteo de manos es mi estereotipia más arraigada. Comencé a hacerlo de muy joven. Y hoy en día continúo haciéndolo cuando siento una emoción muy fuerte. Es como si hubiera una ruta neurológica directa que conecta mis emociones con mis manos. No tiene lógica. Además me gusta cómo se siente. Es como liberar estrés de manera sensorial. Tratar de evitarlo es como intentar contener el vómito; así de fuerte es la necesidad. Pienso que no trataría de reprimir mis emociones solo para dejar de aletear mis manos porque sencillamente desbordaría por dentro. Sé que representa una desventaja social para mí. Es una decisión difícil.

La parte más difícil es lo que mi aleteo genera en los demás. Me duele que me vean como un bicho raro. Dejaría de hacerlo si contara con otra manera de liberar mis tensiones. Espero que escribir sobre mis sentimientos y compartirlos con los demás me permitan liberarme del poder que el aleteo ejerce sobre mi respuesta a las emociones fuertes. No es muy placentero que todo el mundo pueda percibir mis emociones pese a que intento resguardar mis pensamientos. A veces piensan que me siento incómodo físicamente, y realmente no tiene nada que ver con eso. Entonces aleteo más porque estoy irritado. Los "expertos" casi nunca entienden cómo son las cosas. Asumen que somos autistas retardados, máquinas de hacer estereotipias, y no seres pensantes atrapados que padecen una afección neurológica de mierda. Deben limitar nuestros comportamientos y frenar nuestros actos compulsivos, lo sé. Pero así y todo, sería maravilloso que se dieran cuenta de que nuestras mentes están intactas.

Impulsividad
Noviembre de 2008

A veces veo una bebida o un alimento. Si no está bien resguardado, rápidamente lo tomo para mí. La gente siempre se enoja cuando hago esto porque es de mala educación. Al rato me arrepiento y siento vergüenza, pero no en el momento en que deseo comer o beber eso. No creo poder vencer estos impulsos. Sé que a medida que crezco es mucho pedir que las personas disculpen mis malos modales. Estoy dejando de hacerlo demasiado tarde. Sé que es una lección importante y que los niños pequeños dominan este comportamiento. Mi familia se siente molesta cuando hago esto porque los avergüenzo.

No importa cuánto me griten. Esto no modificará mi conducta porque el deseo no me permite razonar. Si lo pienso primero, por tan solo un instante, probablemente pueda resistir el impulso. Me cuesta pensar primero si lo que deseo me atrae. Debo trabajar en esto.

Distracciones internas y externas
Noviembre de 2008

Me resulta difícil concentrarme porque mi cerebro está repleto de distracciones. Si intento jugar un juego o armar un rompecabezas me cuesta terminar porque hacerlo interfiere con mi mundo interno de estereotipias. Me atrae ver cosas visualmente armoniosas, como el agua bajo el sol o luces que parpadean. Esto ilumina mis sentidos. Debo dejar lo que estoy haciendo y mirar, es un arte tan maravilloso. Aunque estoy seguro de que otros no pueden ver lo que yo veo y me pregunto por qué, me detengo, miro y aleteo al contemplar esto. Veo patrones que entrelazan formas y colores. Nadie que vea esto puede no sentirse fascinado por los hermosos detalles de las luces.

No puedo frenar mis sentidos. Nadie puede. Pero los míos me agobian. Escuchar ladrar a mi perro se siente como un tiroteo. Me zumban los oídos y me desconcentro de lo que estoy haciendo. Los sonidos pequeños se sienten como suaves zumbidos que sigo escuchando mucho tiempo después de que se detuvieron. Escuchar así también tiene sus ventajas. Las lecciones aburridas se mimetizan con los sonidos de la calle y las bloqueo. Puedo oír casualmente historias interesantes porque escucho a través de las paredes de otras habitaciones. Susurrar no es garantía de nada. Tengo oídos supersónicos para escuchar conversaciones ajenas.

Cuestiones existenciales
Noviembre de 2008

Por dentro me siento tan triste. Odio lo que me toca vivir ¿Es justo darle a una persona una mente pensante pero no los medios para comunicarse con los demás? ¿Dios es bueno o Dios es indiferente a mi dolor? Me pregunto ¿me ayudará Dios alguna vez?

Juegos y Distracciones
Noviembre de 2008

A mí no me entretienen las cosas comunes de las que disfruta la mayoría de la gente. Yo sufro lo que a ellos les encanta. No tengo un verdadero motivo para jugar juegos. No estoy abierto a los juegos. Los encuentro aburridos y casi como un castigo. Esto en cierto modo es malo porque los juegos son actividades sociales. Conectan a las personas, y en este sentido mi falta de interés es una gran desventaja. En general trato de ser amigable y quedarme un rato, pero los juegos no me dan ningún placer. Esto está tornando mi vida más solitaria porque me pierdo muchas oportunidades de relacionarme con mi papá, mi familia y mis amigos. Me siento triste cuando intentan jugar conmigo y yo los decepciono, así que me autoestimulo para eludir mi frustración. Esto empeora la situación para ellos, ya que no solo no quiero jugar, sino que además soy antipático. Es un círculo vicioso espantoso. Durante muchos años trabajé arduamente en mejorar mis habilidades de juego. Tengo que asumir que es posible que no mejore mucho en este aspecto porque es algo que no me interesa.

Lo que sí disfruto es la música porque es un mundo de historias interpretado con sonidos. Me encanta la música instrumental, la clásica en particular. Me encantaría que otros me acompañaran escuchando música. Disfruto de caminar, andar en monopatín o montar mi bicicleta. Necesito moverme y liberar energía de manera kinestésica. Me gusta mucho nadar, saltar en el trampolín, y desde hace un tiempo disfruto de ejercitarme. Si alguien jugara conmigo de esta manera yo trataría de seguirlo. No puedo explicar por qué mis sentidos prefieren el movimiento, pero estoy resignado a esto. También me gusta cocinar, y lo disfruto.

Si estoy solo, recurro a mis estereotipias. No lo puedo evitar. Necesito apoyo para mantenerme concentrado en una actividad. De modo que si estoy armando un rompecabezas o jugando un juego en la computadora y la persona que está conmigo se retira, entonces dejaré de intentarlo. Este es otro aspecto en el que quisiera mejorar. Simplemente sé que en este momento no tengo la capacidad de contener mis impulsos. Si tengo suerte, el tiempo me ayudará. Así que me mantendré optimista.

Déficits motores y otras cuestiones corporales
Noviembre de 2008

Mi cuerpo es un desafío en sí mismo. No solo que nunca se queda quieto sino que además no es coordinado. Me cuesta realizar tareas básicas como atarme las zapatillas o abrir una bolsa de patatas fritas. Me resulta difícil hacer con mis manos los pequeños movimientos necesarios para poder escribir o realizar tareas concretas. Es como si tuviera puestos guantes de béisbol, o como si mis manos fueran racimos de plátanos. No poder ejecutar estas tareas tan comunes me hace sentirme muy mal porque retrasa mi independencia. Mi mente sabe lo que quiere hacer, pero mis dedos torpes no cooperan. Es tan frustrante tener doce años y depender de alguien para que me ate las zapatillas. Me recuerda todas las mañanas que tengo una discapacidad importante y con frecuencia esto me deprime un poco.

No solo la motricidad fina es un desafío. Mi motricidad gruesa también está afectada. Ahora estoy ejercitando para fortalecer mis músculos porque las personas con autismo tienen tono muscular bajo. Soy fuerte, pero no estoy en forma. En cierto modo soy como un automóvil con un buen motor pero con un carburador que gotea. Soy capaz de ponerme en forma, pero tengo que solucionar mis carencias. En la escuela nunca me hicieron trabajar para ponerme en forma. La educación física adaptada es otra fórmula para la tristeza.

Todavía no puedo coordinar determinados movimientos, como lanzar un balón de baloncesto, o seguir una pelota en movimiento, razón por la cual mi actitud es oposicional en la clase de educación física adaptada (clase de educación física con adaptaciones para estudiantes con discapacidad). El maestro experto se percata de que no puedo realizar las actividades, por lo que intenta ayudarme como si yo fuera un niño típico. Al niño típico le funciona bien el carburador, y por ese motivo su cuerpo responde a las instrucciones. El maestro intenta que yo haga algo sin antes reparar mi carburador, y me obliga a intentarlo. Me demanda mucho esfuerzo lanzar el balón a la cesta porque me cuesta sentir la posición de mis brazos, así que fallo una y otra vez. El experto le dice a mi acompañante terapéutico que soy un holgazán y yo me enfurezco. Realmente no tiene la más mínima idea.

El entrenador con el que estoy ejercitando me ayuda a fortalecer mi cuerpo en pasos incrementales. Puedo notar que mi fuerza está mejorando, al igual que mi coordinación. Mi entrenador piensa primero en mis déficits antes de trabajar en algo, lo cual quiere decir que me pongo más fuerte antes de animarme a hacer algo que hoy está fuera de mis posibilidades. Estoy tan cansado de los expertos que no tienen idea de los desafíos que enfrentan sus estudiantes. Y como no lo saben, nos juzgan.

No tengo la certeza de dónde se encuentra mi cuerpo si mis ojos están cerrados. Debo ver mis manos para poder saber dónde están. Es bastante aterrador abrir mis ojos y descubrir que mi cuerpo se encuentra en un lugar del espacio diferente al que yo pensaba. Si puedo ver dónde está un objeto determinado, puedo moverme e ir a buscarlo, pero como a veces no puedo verlo mi cuerpo se mueve hacia el objeto equivocado, como si tuviera vida propia. En ese caso, termino tomando otro objeto. Y así es como termino sorprendido y frustrado moviéndome robóticamente en la dirección errónea. Me siento confundido ya que no puedo comprender por qué mi cuerpo se mueve en la dirección que no debe. Con mucha frecuencia las personas asumen que no comprendo palabras simples porque ven que me muevo en la dirección equivocada. El problema no es que no entiendo, sino que mi cuerpo busca su propio camino cuando mi mente no puede encontrarlo.

Sobre la vida antes de la comunicación
Noviembre de 2008

La parte más difícil del autismo es el desafío en la comunicación. Con frecuencia me siento deprimido por no poder hablar. Hablo dentro de mi mente, pero mi mente no le habla a mi boca. Es frustrante pese a que ahora puedo comunicarme señalando. Antes de poder hacer esto, era como estar en confinamiento solitario. Era terrible escuchar a los expertos hablar entre ellos sobre mí, y oír lo equivocados que estaban en sus observaciones y no poder decírselos.

Con frecuencia malinterpretaban mi conducta. Por ejemplo, recuerdo que durante mis supervisiones de ABA a veces corría hacia la ventana que daba al estacionamiento para tratar de decirles que quería ir al auto. Y ellos decían que era hiperactivo y que tenía una fijación con los autos. No entendían que una persona no verbal podía estar comunicándose. Una vez me enojé muchísimo y me oriné en mi asiento, pero el supervisor simplemente pensó que no podía controlar mi vejiga.

Pero incluso peor fue cuando no me apoyaron cuando empecé a comunicarme. Tal vez asumían que era demasiado tonto, o simplemente no podían ver lo que había aprendido porque lo había hecho a través de otros métodos que no eran los suyos. Y la respuesta a todo eran secuencias de ejercicios. Si tuviera un dólar por cada vez que tuve que tocarme la nariz sería rico. Recuerdo que una vez se dieron cuenta de que odiaba que me dijeran que me tocara la nariz, y fue entonces que tuvieron la brillante idea de cambiar a la orden "toca tu cabeza". Me sentía prisionero de estas teorías y métodos en sesiones que duraban 8 horas por día, cuarenta horas a la semana, año tras año.

La lucha de mi amigo
Noviembre de 2008

Tengo amigos autistas que no pueden comunicarse utilizando un esténcil porque nadie les ha enseñado cómo hacerlo. Me pone mal verlos tan estancados ¿Alguna vez han visitado un país cuyo idioma no pueden hablar? Es horrible sentir que no puedes explicarle tus ideas a nadie. Las personas autistas que son no verbales deben lidiar con este aislamiento toda su vida. Y lo peor es que demasiadas personas asumen que una persona autista no entiende porque no puede hablar, de modo que se comunican con ellos utilizando lenguaje de bebé del estilo "ir auto", o "no ruido" para darles instrucciones. Por dentro formulamos respuestas arrogantes, pero lo único que podemos externalizar es un aleteo u otra estereotipia para aliviar la tensión. Estoy seguro de que muchas personas con autismo son inteligentes como yo, solo que no tienen manera de demostrarlo. Y no es solamente el habla. Es la motricidad fina. La consciencia corporal. Son obstáculos insuperables que no les permiten responder, y por eso a los niños autistas se los trata como si no fueran inteligentes.

Veo a uno de mis amigos en particular luchar a diario para demostrar su inteligencia. Su autismo es incluso más severo que el mío. Su acompañante terapéutica lo trata como si fuera estúpido. Es triste verlos juntos porque ella siente que él no entiende o que no puede aprender más. Él es inteligente, estoy seguro. Ojalá sus padres lo ayudaran a utilizar un esténcil, pero mi miedo es que ya hayan aceptado sus limitaciones y que no las superará. Mi mamá nunca aceptó mis limitaciones. A ella le digo gracias por rescatarme de la prisión en la que se encuentra mi amigo.

Sobre la fe
Noviembre de 2008

Me cuesta creer que existe un Dios benevolente porque estoy enojadísimo con Él. Ninguna persona que no haya sufrido puede entender este sentimiento de abandono por parte de Dios. Es uno de los peores aspectos de mi situación. Me veo forzado a dudar cuando necesito mucho el amor y la ternura de Dios. Sé que Dios es más que un Ser que cumple deseos. Eso lo entiendo, pero ahora quisiera que el amor de Dios me enviara una cura. Deseo fortaleza para enfrentar las pruebas de la vida. Ojalá Dios me otorgara al menos eso. Sentí la necesidad de ver a Dios a través de las personas que me ayudan, porque ellos hacen Su trabajo. Trataré de verlo de esta manera. Es un punto de vista más optimista.

Contacto visual
Noviembre de 2008

El contacto visual es difícil porque la luz que reflejan los ojos no es apacible. Es difícil de explicar porque no me doy cuenta de que no miro a las personas hasta que alguien me pide que lo mire. Es un hábito extraño. Puedo escuchar mejor cuando no miro a la persona. Puedo mirar, pero simplemente no es placentero. En ABA tenía que mirar a las personas a los ojos con un cronómetro. Era tortuoso pero lo hacía, aunque con una ansiedad terrible. No puedo explicar por qué. Simplemente es así.

Del silencio a la liberación
Noviembre de 2008

Cualquier persona puede imaginar permanecer en silencio durante un día o dos ¿Puedes imaginar estar en silencio toda tu vida? Este silencio también comprende la escritura, los gestos y la comunicación no verbal, de modo que es un silencio absoluto. Una persona autista no verbal debe lidiar con ello por el resto de su vida. Te sientes desesperanzado, no obstante persistes y continúas yendo a ABA, a Floortime (tratamiento para el autismo centrado en el juego) o a terapia del lenguaje, aunque todo ello sea en vano. Los terapeutas no pueden ayudarte y desesperas, y solo tú sabes que tu mente está intacta. Esta es una versión del infierno, de eso no tengo dudas.

Los expertos se concentraban en manejar las estereotipias, en las secuencias de actividades de repetición, o en juegos absurdos como encontrar objetos en la masa Play Doh, una y otra vez, incesantemente. Pero nunca me enseñaron comunicación. Mi corazón les gritaba: "¡Necesito comunicarme!" Nunca escucharon mi súplica. Era silenciosa.

Puedo leer desde muy temprana edad. Podría escribir también, solo que mis dedos son muy torpes para demostrarlo. En la escuela tenía que ver videos sobre el abecedario una y otra vez, y sumar 1+2=3 infinitamente. Era una pesadilla. Me moría del aburrimiento. Me mataba por dentro. En mi interior me sentía un zombi porque no tenía esperanzas.

A los siete años experimenté un cambio. Mi mamá se sentó conmigo a escribir las invitaciones para mi fiesta de cumpleaños. Ella sostenía mi mano para que yo pudiera escribir. Yo deletreaba bajo su mano. Ella podía sentir que mi mano se movía de manera independiente, y se dio cuenta de que podía escribir. Escribimos juntos. Ella lloró y se disculpó por no haberse dado cuenta antes. Yo estaba enojado, maldije y la insulté. A partir de ahí empezamos a escribir con frecuencia y fue un alivio, pero mi vida no cambió. Nadie nos creía. Mi equipo de ABA trató de convencer a mi mamá de que estaba equivocada. Esto me dolió mucho porque pensé que se alegrarían por mí y que me enseñarían a comunicarme mejor. En su lugar, dejé de trabajar con ellos. En la escuela nada cambió. Mi maestra era escéptica. Era una situación nefasta porque además de aburrirme ahora dudaban de mí. Al principio, mi mamá ni siquiera podía convencer a mi papá, el científico, así que estábamos solos en ello. Mi mamá se llevó la peor parte de mi frustración. Yo estaba enojadísimo porque solo podía comunicarme con ella.

Hasta que encontramos a Soma, ella me salvó la vida. Me hablaba como si fuera inteligente. Me enseñó a comunicarme en pasos. Yo creo que es un ángel. Y le estaré eternamente agradecido por su ayuda. Mi maestra y mi supervisor de ABA me observaban con ella y lo único que veían eran los prompts o las pistas que me daba. Se negaban a creer en mí. También los odiaba. En ese entonces estaba lleno de ira. Detesto recordar esa época funesta, pero gradualmente mi independencia mejoró y el escepticismo comenzó a disiparse en mi padre, en mis ayudantes del colegio y en otras personas también. Ahora las personas saben que soy una persona única e inteligente. Le agradezco a mi mamá por ver la verdad en mí, y a mi papá también por abrir sus ojos de una manera científica. Soy muy afortunado de tenerlos como guías en este extraño mundo en donde ya no soy un muchacho atrapado en el silencio.

Problemas con los ojos y las manos
Noviembre de 2008

Debo aprender a usar mis ojos a la vez que uso mis manos. Con frecuencia utilizo mis ojos o mis manos para hacer las cosas. Es difícil de explicar. Y hay muchas actividades en las que ojos y manos funcionan en simultáneo. Por ejemplo, si estoy en mi monopatín son un equipo. Mis ojos ven y mis manos mueven el monopatín. Lo mismo sucede con mi bicicleta, pero cuando me cambio la ropa solo necesito sentir. Si llego a ver me pongo nervioso. Por este motivo es que con frecuencia me visto desastrosamente. Mi camiseta está al revés y mi calcetín a mitad de camino. Mi mamá me dice, "Mira lo que estás haciendo," pero no logro darme cuenta cómo hacerlo.

La diferencia entre señalar en mi esténcil y llevar a cabo estas tareas es que señalar es comunicación. Deseo tanto comunicarme que puedo superar esta dificultad. Tengo que mirar cuando señalo, ya que caso contrario solo hay silencio. Me siento más motivado a intentarlo. Lo mismo sucede con mi monopatín, que es divertido, pero cuando se trata de otras actividades, me cuesta que mis ojos y mis manos trabajen en simultáneo. No me siento particularmente motivado por mis calcetines, por eso esta habilidad no puede mejorar. Sé que esto interfiere con mi independencia y por eso debería importarme, pero no obtengo placer inmediato a partir de ello. No trabajo bien cuando se trata de metas pensadas para dentro de diez años. Nunca me puse a analizar esto realmente, yo soy el único que puede cambiarlo. Si me importara me esforzaría más.

Cuando cocino tengo que mirar. Me encanta cocinar, entonces miro. Es el mismo principio, si me importa, miro y me esfuerzo más. Si las personas me dicen que mire cuando estoy haciendo algo que odio, como por ejemplo los estúpidos calcetines, los bloqueo. Mi mamá se enoja por tener que decirme año tras año que mire porque quiere que sea más independiente. Hacer algo por mi futuro y no para obtener gratificación inmediata es un concepto nuevo. También es una idea más madura. Debo pensar más en ello.

Un nuevo optimismo
Noviembre de 2008

Anoche, tras la cena del Día de Acción de Gracias, me resultó difícil mantenerme motivado en las actividades sociales cuando jugamos afuera al tenis de mesa y a Taboo, pero las personas me aceptaron y me hicieron sentir que era bienvenido. Ayer me divertí mucho. Disfruté mucho jugar. Eso es algo nuevo para mí. Vi que los juegos no eran para poner a prueba mis habilidades de juego. Solo eran para divertirse. Fue sensacional haber podido jugar tan bien a Taboo, los demás pudieron ver que soy muy inteligente, solo que no tan bueno hablando.

Es frustrante intentar jugar con niños de mi edad. Me siento mejor con los adultos. Los adultos me aceptan y me acogen, soy más intelectual que lúdico. Solo puedo relajarme un poco alrededor de los niños normales si encuentran una manera de respetarme. Algunos de los niños allí presentes se comportaron mejor que en ocasiones anteriores, cuando huían de mí y se rehusaban a sentarse a mi lado en el auto, pero no desean jugar conmigo precisamente, así que decidí dejar de sufrir por dentro, de tratar de estar con personas que no quieren estar conmigo y estar con las personas que sí. Fue la mejor decisión. Esto realmente me ayudó a pasarla bien. Los adultos fueron muy buena onda conmigo. Algunos eran jóvenes, recién graduados o todavía en la universidad, algunos más grandes, pero todos amables. Normalmente puedo predecir el rechazo, pero nunca sucedió. Me encantaría poder tener más noches como esta, fue tan reconfortante. Pude formarme una idea de cuánto mejor podría ser mi vida si dejara de autocompadecerme de una manera tan nociva y me relacionara con gente respetuosa. Soy una buena persona cuando me conocen. Debería sentirme orgulloso de mí mismo, no resentido. No debería aislarme. Me entristece pensar en todo el tiempo que desperdicié autocompadeciéndome, pero lo veo como una decisión. Anoche podría haber sentido eso, pero decidí que no era así como quería sentirme. Ahora me doy cuenta de cuánto me compliqué aún más la vida. Sé que no me divertiré en la escuela o todo el tiempo, pero considero que puedo superar mi autocompasión para tener una vida plena y feliz.

Es factible. Es posible celebrar un día festivo pese a las limitaciones del autismo. Nunca me aislé, nunca me perdí dentro de mi mente, ni me sentí triste o comparé mi situación con la de los niños típicos. Normalmente hacía todo eso, de modo que estoy muy contento por haber encontrado la fortaleza para intentarlo todo el fin de semana. Y así comienza mi fase optimista. Estoy determinado a tomar el Día de Acción de Gracias en noviembre como un modelo para tratar de relacionarme con la gente jugando. Creo que es el comienzo de un nuevo camino. No me veo regresando a mi viejo y desagradable camino. Eso quedó en el pasado. Debo recordar que las personas me aceptaron no por pena sino como parte del grupo. Es una sensación genial.

Apraxia incomprendida
Diciembre de 2008

Me resulta difícil hablar porque la apraxia es como una mala conexión telefónica. Sé que mis pensamientos se pierden en el recorrido hacia mi boca. Pienso una idea. Trato de decirla y sale cualquier cosa. Por ejemplo, si estoy cenando en un restaurante se me puede antojar un plato de pollo, pero si alguien me pregunta si quiero carne, con frecuencia mi boca se confunde y dice "sí". Es muy frustrante porque me angustia terminar comiendo el plato equivocado pese a haber respondido la pregunta que me hicieron. Es como si mi boca me sorprendiera y yo tuviera que obedecerle. Es más difícil cuando la pregunta no es por sí o por no. Es como si los pensamientos no pudieran salir. Tengo algunas frases memorizadas, pero no se acercan ni un poco a lo que realmente pienso. Puedo estar pensando en un juego de béisbol y decir algo como "galleta" o "cosquillas". Me irrita no poder decir lo que pienso. Es la parte más horrible de mi autismo. Es lo más solitario que puedas imaginarte. Sería tan feliz si pudiera cambiar esto. Esta es mi mayor frustración al día de hoy, y eso es mucho decir.

Superar este problema no es sencillo. Recibí terapia del lenguaje durante muchos años. Apenas si logré progresar un poco. Superar mis desafíos del habla implica que mi cerebro debe enviarle mensajes a mi boca, obligándome a desarrollar nuevas conexiones neuronales en mi mente. Si piensas que eso es sencillo, trata de escribir con tu boca o con tu pie. Sé que suena gracioso, pero pienso que esto refleja bastante lo que la terapia del lenguaje significa para mí. He tenido terapeutas del lenguaje que no comprenden lo difícil que es. Se irritan si mi progreso es lento. Tenía una maestra que me regañaba mucho y me decía que era perezoso. Ella estaba convencida de que yo no podía hablar porque no me esforzaba lo suficiente. Yo lo intentaba, pero era difícil. Las lecciones no fluían en pasos progresivos. No podía seguir los ejercicios, y no podía hablar para defenderme. Pienso que si los expertos pudieran vivir en mi cuerpo durante un día, lo entenderían mucho mejor. La mayoría tiene buenas intenciones, no lo hacen de malos, pero las intenciones de nada sirven si malinterpretan mi conducta, y a menos que la comunicación sea bilateral, difícilmente suceda eso. Desafortunadamente no hay comunicación bilateral posible si no nos enseñan a comunicarnos de una manera que podamos.

Si dependiera solo del habla, estaría atrapado dentro de mí, tal vez para siempre. No comprendo cómo los expertos no se dan cuenta de esto. Incluso si les muestro cómo me comunico, insisten en verme como un caso aislado y no les enseñan a otros niños a comunicarse como lo hago yo. No entiendo por qué les resulta tan difícil generalizar esta idea. Tal vez deba usar con ellos las mismas tarjetas que ellos usaban conmigo en los ejercicios de generalización, ja ja ja. Hasta he llegado a sugerirles directamente a los expertos que deberían enseñarles a los estudiantes a utilizar un esténcil de letras. También se lo he dicho a los padres de algunos de mis amigos, pero pareciera que les resulta difícil creer que otros niños sean capaces de esto. Y claro, si todo el mundo dudaba de mí hasta que pude demostrarlo.

Si con mi libro pudiera lograr algo, sería ayudar a las personas autistas no verbales a comunicarse mejor. Soma merece un premio por sus conocimientos. Es una verdadera innovadora. Estoy agradecido por ella. Sé que los expertos dudan de ella, pero tal vez son expertos con libros y títulos, pero sin perspicacia. Soma posee una comprensión profunda. Ella les brinda esperanza a los niños autistas no verbales. Eso es una bendición, ya que con frecuencia los expertos solo me hacían sentir desesperanzado. Es posible que nunca pueda superar mi apraxia, pero ya no estoy atrapado en el silencio, gracias a Soma.

Apraxia corporal
Diciembre de 2008

Comprendo todo, pero a veces mis pies interfieren con mis pensamientos. Es como si tuviera apraxia en el cuerpo. Quiero decir "no", y mi boca dice "sí". Quiero ir a la habitación de mis padres, y mis pies se dirigen a la mía. Este es un problema grave porque lleva a la gente a asumir que no entiendo información básica. Me ha sucedido muchas veces todos estos años.

Me frustra recordar cómo mis maestros de ABA me instruían hasta el hartazgo y repetitivamente para enseñarme habilidades básicas, solo para concluir que no las dominaba porque no podía señalar bien. Yo sabía todo a la perfección. Quería llorar del aburrimiento que sentía, pero mis manos apráxicas elegían la tarjeta incorrecta y por eso pensaban que no sabía lo que era "libro" o "árbol." Lo hacía una y otra vez. Era lo peor. Dar por sentado que una persona no entiende porque brinda la respuesta incorrecta es una idea muy equivocada. El programa ABA está diseñado sobre esta premisa errónea.

Mis maestros de ABA me hablaban como a un bebé y me hacían cosquillas para premiarme. Me importaba que me vieran como una persona inteligente, así que lo intentaba, pero no había caso. A menudo sentía que no podían ver mi potencial, solo los ejercicios de repetición. Siento que es momento de que las personas autistas finalmente digan cómo se sienten al ser instruidos por repetición incesantemente con tarjetas cuando tus manos no se mueven en sintonía con tus pensamientos, o que tu maestra diga en frente tuyo que no puedes contar porque tus estúpidas manos se rehúsan a elegir el número correcto que has contado mentalmente. Recuerdo haber estado parado sintiéndome abatido y avergonzado, sosteniendo el número incorrecto de sorbetes y oír a mi maestra decir, "Queda claro que no tiene noción sobre los números," como si yo no pudiera entender o no tuviera emociones. Cuando pienso en estas experiencias frustrantes me siento agradecido de que ya no me encuentro en esa situación. Pero muchos de mis amigos todavía sí. Por eso les imploro por ellos. Vayan y enséñenles a comunicarse. Ojalá todas las personas autistas no verbales pudieran aprender a comunicarse también.

Puedo señalar con precisión las letras en el esténcil porque me esfuerzo mucho para comunicarme. Es una habilidad que me ha ayudado mucho a superar mi apraxia de manos. Ahora he mejorado mucho en aspectos como contar tenedores y cuchillos al poner la mesa, o escribir en papel. No es ningún secreto que mis manos son más precisas cuando de comunicarse se trata, ya que este es mi deseo más anhelado.

Cómo me hubiera gustado que me enseñen
Enero de 2009

Me preguntaron cómo hubiera preferido que me educaran durante mi infancia temprana. Si pudiera educar a los especialistas, lo primero que les recomendaría es que les hablen normalmente a los niños con autismo. Nada de "Ir al auto," "Cerrar puerta," "Manos quietas," o cosas por el estilo. Es estúpido hablar de esta manera. Algunas maestras utilizaban ciertos tonos para que las palabras fueran distintivas, o hablaban más lento o enfatizaban por demás algunos sonidos, como el sonido "t" en "letter" en lugar de la "r" que pronunciamos en su lugar al decir esta palabra en inglés. Sonaba tan ridículo que por dentro revoleaba mis ojos. Así que esa es mi primera sugerencia.

Como siguiente medida, les enseñaría a los niños autistas contenido académico conforme a su grado escolar para que puedan aprender lo mismo que los niños neurotípicos. No puedes imaginarte qué aburrido es que te pidan hacer una y otra vez las mismas actividades infantiles que ya sabes pero que tu cuerpo es incapaz de demostrar. Los especialistas deben enseñar, no solo instruir por repetición. Me encantan los libros y hubiera disfrutado que me presentaran historias para niños de mi edad en lugar de exponerme todo el tiempo a libros con ilustraciones para bebés. Así que aunque piensen que el niño no entiende, no deberían negarle la posibilidad de acceder a material de aprendizaje interesante.

Otra sugerencia es enseñar ejercicios diseñados para que los niños desarrollen una mejor comunicación entre su cuerpo y su cerebro. En TO (terapia ocupacional) me divertía columpiarme y trepar, así que disfrutaba ir, pero no me ayudó a mejorar mi estado físico o a regularme. Me hubiera ayudado más trabajar en mi aptitud física, fuerza muscular, o en pasos incrementales para mejorar el control de mi cuerpo.

La terapia del lenguaje es importante, así que yo la recomendaría; no obstante, no alcanza para las personas autistas no verbales. También deben tener comunicación. Negarle a alguien la comunicación es como un delito contra la humanidad. Ya de por sí es un acto cruel, y también lo son sus consecuencias. A mí me ayudaron las técnicas de Soma. A otros pueden servirles sus técnicas también, o tal vez otros métodos, pero está mal negarles a las personas autistas la posibilidad de comunicarse. El sistema PECS de pictogramas no es suficiente. Son tan básicos. La lengua de señas es imposible para las personas con problemas de motricidad fina y apraxia de las manos. Los esténciles de letras ofrecen una comunicación completa y son más fáciles de dominar para las personas con manos apráxicas. Soma es la mejor maestra que puede tener una persona autista. Ella me rescató del aislamiento. Lo triste es que muchos de los grandes expertos la menosprecian. Ellos están demasiado concentrados en sus ejercicios y aprendizajes por repetición como para percatarse de nuestra necesidad de comunicarnos. Ojalá pudiera convencerlos, pero lo veo difícil. Me fascinaría poder influenciar a una nueva generación de educadores y padres.

Supervisión de ABA
Enero de 2009

En la supervisión de ABA tenía que hacer ejercicios frente a un supervisor y a todos mis maestros. Ellos hablaban delante de mí para decidir cómo mejorar mi desempeño. Es horrible ser un objeto de estudio, especialmente porque nunca se dieron cuenta de que yo entendía lo que estaban diciendo. Crecí cohibido y avergonzado por dentro como consecuencia de haber sido puesto a prueba frente a las personas. Al analizarme estando yo allí presente, y en general de manera errónea, crecí resentido. Era tan frustrante que me disgusta recordarlo y contarlo ahora. Gracias a Dios esto se terminó para mí, pero no para otros niños, así que debo compartirlo para ayudarlos también ¿Mi consejo? Es importante no hablar sobre el niño en su presencia como si no pudiera entender o careciera de emociones. Trata de imaginarte cómo se siente estar en esa situación semana tras semana.

Antes de la comunicación
Febrero de 2009

Antes de poder comunicarme con frecuencia estaba presente en cuerpo pero no en espíritu. Entendía la mayoría de las cosas, pero sabía que estaba atrapado y que no podía demostrar que entendía. Esto me obligaba a autoestimularme más porque tenía que vivir por dentro. Aunque tuviera ideas interesantes, no podía comunicarlas, así que no tenía sentido. Una vez que empecé a comunicarme mi mundo se abrió. Si pensaba algo interesante, podía contárselo a mi mamá, a mi acompañante terapéutica, a Soma, a mi tutor, o mi mamá podía decirle a la gente lo que yo escribía. Gracias a esto, empecé a sentirme esperanzado y a interesarme en aprender.

No poder comunicarse es verdaderamente triste. Es tan espantoso que es difícil de explicárselo a una persona que puede hablar, gesticular o escribir porque una persona autista no verbal no puede hacer ninguna de estas cosas en absoluto. Es como vivir detrás de una pared de aislamiento. Sobreviví autoestimulándome, mirando televisión o con los abrazos de mis seres queridos, pero empecé a ser yo una vez que pude expresar mis pensamientos y conectarme de manera intelectual con los demás. Recordar esos días es horroroso, así que voy a detenerme aquí.

Atrapado detrás del silencio
Febrero de 2009

Cuando era muy pequeño no sabía que era diferente. Con el tiempo comencé a darme cuenta de que cuando trataba de responder no podía hablar ni gesticular. Era muy pequeño todavía, pero podía ver que no me comportaba igual que los demás niños. Sé que las personas no creen que un niño pequeño pueda percatarse de esto, pero yo sí me daba cuenta. Soy mucho más consciente que la mayoría de las personas porque observo mucho. Si no puedes hablar debes ser observador. Caso contrario, enloqueces. Escuché a mis padres hablar sobre mí y sobre lo que les preocupaba. Escuché cuando los profesionales me diagnosticaron y hablaban sobre mí. Escuché qué pronóstico me deparaba y las evaluaciones semanales. La mayor parte de las veces, me resultaba interesante. Escuchaba todo pero solo yo sabía mi verdadera situación. Por dentro les contaba a gritos mi historia, pero por fuera solo podía aletear de frustración. Y entonces me decían "manos quietas" o "manos abajo." Como dije antes, día tras días los expertos me prohibían aletear mis manos, pero no tenía otra manera de expresar mis sentimientos. ¿Qué otra cosa podía hacer? No podía hablar ni escribir por mis propios medios, gesticular, o tomar la iniciativa. Soportar esto fue difícil, pero estaba totalmente atrapado sin ninguna salida vislumbrable.

Me resulta difícil describir bien esa época. Cometía actos impulsivos que no podía explicar y las personas se enfadaban conmigo. Era horrible porque yo entendía por qué estaban enojados y exhaustos, pero no podía dejar de comportarme mal. Por ese motivo la comunicación es tan esencial. Nadie debería ser incapaz de defenderse. Durante esos años me sentí realmente atrapado. Muchas veces sentí ganas de acabar con mi estúpida vida y liberarme de este infierno. Jamás lo haría, y ya he superado este sentimiento. Quiero vivir. Estoy agradecido de tener una familia maravillosa, un buen hogar, amigos, y también tres perros. Estoy rodeado de amor y apoyo. Creo que mi situación mejorará. Ahora no me siento desesperanzado, pero antes supe conocer ese sentimiento.

Durante los años de ABA perdí la esperanza. Esta es la primera vez que lo relato. Deseaba tanto dar a conocer mis ideas, pero en su lugar me mostraban tarjetas. Aunque los maestros me caían bien como personas, siento que desperdicié muchos años en esta solitaria misión. "Toca nariz." "Toca árbol." "Toca tu cabeza." "Mírame." "Haz esto." "Sentado tranquilo." "Toca rojo." "Bravo." "Manos quietas." "No." "Genial." "No" "¡Eso es!" "No."

Soma no hacía nada de eso. No me motivaba con refuerzos. Nada de comida. Nada de cosquillas. Solo comunicación señalando. Fue algo increíble, como volver a nacer. Contaba chistes, escribía historias y obras. Ello me obligó a tratar de comunicarme, de educarme, de ser parte del mundo. Antes me sentía como un ratoncito de laboratorio corriendo por su laberinto de tarjetas, incapaz de encontrar una salida. Soma fue la que abrió la puerta. Yo no sabía cómo hacerlo solo.

Mi vida es mejor ahora. Me divierto en el gimnasio, tocando el piano, ejercitándome, leyendo libros, en la naturaleza. Cada vez me comunico con más gente. Aunque es cierto que todavía me entristezco, no me siento desesperanzado. Ahora vivo en un mundo sin tarjetas. Nunca más volveré a tocarme la maldita nariz.

Ansiedad abrumadora
Febrero de 2009

Conocí a una neuróloga que decía que el autismo es un trastorno de ansiedad severo que inhibe nuestra capacidad de responder. Me he puesto a pensar sobre esta idea, y creo que hay algo de cierto en ella. A cualquier persona que pasa tiempo con un niño autista le resulta obvio que siempre están ansiosos. Algunos niños incluso se lastiman. Una vez vi a un niño golpearse la cabeza y morderse la mano. Luego a otro que gritaba con frecuencia "¡Necesito salir de aquí!". Veo a niños escaparse, aletear, llorar y gritar. No tienen una manera eficaz de liberar su marcado nerviosismo, de modo que la ansiedad es un síntoma del autismo, de eso estoy seguro.

Siempre siento ansiedad al estar con personas. Confío plenamente en muy pocas personas como para utilizar mi esténcil, aunque disfruto de su presencia. Me siento ansioso alrededor de los niños, especialmente porque a menudo se me quedan mirando o son impacientes. Su alto nivel de energía me estresa. Inmediatamente puedo sentir cómo se tensa mi cuerpo cuando entran a una habitación jugando a gritos. Cuando eso sucede lo único que deseo es aletear o deambular para calmarme. Es posible que la doctora tenga algo de razón. Me doy cuenta de que me siento ansioso las veinticuatro horas del día. A veces puedo manejarlo, pero otras la ansiedad se apodera de mí. El problema es que la ansiedad puede ser como un tipo de parálisis. No puedo hablar o moverme conforme a mis pensamientos, y esto afecta muchísimo mi vida. Como consecuencia de esto, las personas malinterpretan mi comportamiento.

Ayer pude ver que uno de mis amigos con autismo confiaba en mi mamá. Ella le habla de manera comprensiva y respetuosa. Sus capacidades verbales están más disminuidas que las mías, así que está muy atascado. Al transcurrir las semanas pude ver cómo aprendió a confiar en mi mamá. Ayer ella utilizó mi esténcil de letras con él. Escribió con ella. Fue sensacional, pero el rostro de su madre dejaba entrever dudas. Y entonces él dudaba también. Cada vez que su mama miraba, sus manos dejaban de cooperar, y entonces ella por supuesto dudaba más. Esto es una maldición. Cuando debes demostrar tus habilidades tu ansiedad las esconde. Como resultado, concluyen que no las tenemos o, en el mejor de los casos, que los demás nos manipulan.

La ansiedad es la causa de muchos de mis fracasos en situaciones sociales y en público. Me abruma tanto que huyo o me repliego en mis estereotipias o frente al televisor. Es uno de los motivos por el cuál soy tan tímido. No pasa por no conocer o no registrar a los demás. No veo a las personas como objetos, como afirman muchos expertos, simplemente no puedo relacionarme cuando la ansiedad me supera. Por ello, esto es lo que quisiera pedirles a los investigadores: empiecen a explorar el tema de la ansiedad, ya que a mi parecer bien podría ser una pieza clave para resolver el misterio del autismo.

Algunos tratamientos exacerban la ansiedad, la de las manos en mi caso particular. Es hasta el día de hoy que si me comporto mal sigo esperando el "no neutro". Me imagino que si todos los educadores escucharan todo el día "no neutros" cada vez que hicieran algo mal se sentirían nerviosos y tensos, y comenzarían a cometer errores a causa de los nervios, especialmente si esto sucediera desde que tienen dos años, por lo que me estoy dando cuenta que algunos tratamientos agravan la ansiedad.

Autismo e inteligencia
Febrero de 2009

Realmente no entiendo la conexión entre el autismo y la inteligencia superior, pero claramente existe. No es casual que las familias de tantos de nosotros tengan una inteligencia por encima de la media. Vale la pena investigar un poco esto. Es como si hubiera una mutación de inteligencia superior, o algo así, embarullada con un alto nivel de ansiedad. La ironía en todo esto es que parecemos tontos pero a menudo somos más inteligentes que la media, pero dado que no podemos expresar nuestros pensamientos en la escuela tenemos que soportar lecciones que aburrirían hasta a un niño de tres años.

Esténcil de letras y teclados
Febrero de 2009

En este momento, el esténcil de letras es la modalidad de comunicación más sencilla para mí. Es rápido y no es tan exacto como un teclado, por lo cual es más fácil para mis habilidades motoras. Los teclados me cuestan porque tengo que concentrarme mucho en las teclas pequeñas, pero lo hago porque quiero ser más independiente para que a todo el mundo le quede claro que yo soy el autor de mis textos. Debido a la ansiedad paralizante y al nivel de distracción que vienen aparejados con mi autismo, me ayuda mucho tener cerca a una persona en la que confío para mantenerme concentrado. Pienso que a esta altura a la mayoría de la gente le queda claro que, aunque utilizo un esténcil de letras, nadie mueve mi mano ni el esténcil. Considero que en el presente es muy difícil negar que soy yo el que se está comunicando, pero sé que no puedo convencer a todos, solo a los que tienen una mentalidad abierta. No estoy solo en esto, ya que en su momento dudaron de Cristóbal Colón, de Galileo y de muchos otros, y eventualmente demostraron tener la razón. No es mi responsabilidad convencer a los escépticos. Solo necesito contar mi historia. Si ellos dudan de mí, yo también dudo de sus criterios. Se les escapa la verdad por aferrarse a sus teorías.

Algunos se preguntarán por qué necesito que alguien sostenga mi esténcil de letras. No necesito eso. Puedo utilizar un teclado sobre la mesa, pero es mucho más difícil, lento y estresante. El esténcil de letras a la altura de mis ojos bloquea mis distracciones. De ese modo, la persona que lo sostiene es quien me ayuda a permanecer en la tarea si trato de escapar o pierdo la concentración. Esto es necesario porque me levanto a menudo.

La confianza también constituye una parte importante de la comunicación. Necesito poder confiar en la persona que me ayuda, o de lo contrario me pongo muy ansioso. No escribiré si la persona que está conmigo es escéptica o se dirige a mí utilizando un lenguaje para bebés idiota y condescendiente. Esto es lamentable porque la mayoría de los expertos en autismo son así.

Me resulta casi una broma que algunas personas se preocupen porque alguien sostiene mi estencil de letras mientras mantengo una conversación. Según algunas teorías, este tipo de ayuda es muy invasiva, pero decir "Manos abajo," "No," o "Haz esto," es correcto. Este es un tipo de ceguera fundamentada.

Las teorías permanecen vigentes hasta que una nueva llega y ocupa su lugar. Como el caso de la teoría de Bettelheim. Mi mamá me dijo que le gusta conservar su libro, La Fortaleza Vacía, como un recordatorio de que las tendencias en tratamientos van y vienen, y de que él estaba equivocado. Y en cuanto a mi autismo, muchas teorías en las que muchas personas creen hoy en día son erróneas. Esa es mi opinión ¿Les parece que sueno enojado? Bueno, lo estoy. Ha llegado el momento de que las personas autistas les digan a los expertos que se han equivocado. Es hora de que les digamos "No."

En el fondo de un pozo
Febrero de 2009

En la escuela me siento solo. Mis compañeros autistas también. Podríamos reírnos y contar chistes si pudieran utilizar un estencil de letras. No me cabe en la cabeza por qué no les enseñan. No está bien que ellos puedan ver cómo me comunico y que se les niegue la misma oportunidad ¿Por qué el mundo es tan cruel con ellos? Uno de mis compañeros tuvo la oportunidad de comunicarse un poco con mi mamá, y ahora está en silencio de nuevo. Me doy cuenta de que me mira con tristeza. Me duele presenciar esta situación.

Ahora quisiera dirigirme a todos los padres: deben permitirles a sus hijos que se comuniquen a su manera a través de estenciles de letras, teclados, o cualquier dispositivo de tecleado. Para lograrlo, ellos necesitarán su apoyo y amor, y que confíen en ellos como personas inteligentes. Creo que el autismo es un confinamiento solitario. No se puede acceder a la comunicación sin ayuda y el tipo de instrucción adecuada.

Es como un pozo. La persona autista se encuentra atrapada en el fondo y necesita trepar para salir. El problema es cómo. La persona autista no puede tomar la incitativa para escapar. No es que no desee hacerlo. Es difícil de explicar. No sé por qué no podemos tomar la iniciativa para teclear. Ojalá pudiera haberlo hecho, y entonces podría haber sido capaz de contarle mucho antes a mi mamá que soy inteligente. Mis amigos de la escuela todavía no pueden decirles esto a sus padres. Es una situación trágica porque los niños necesitan comunicarse. Sus mamás y papás tienen tantas ganas de hablar con ellos. Los une el amor, pero están separados porque los niños están en el fondo del pozo y los padres arriba. Los pictogramas no son una escalera. Son peldaños. La verdadera salida es la comunicación real, no la capacidad de comunicar necesidades básicas.

Es cierto que estos niños se autoestimulan, parecen comportarse de manera extraña y con frecuencia se equivocan. Todos estos son síntomas del autismo. No obstante, no son para nada diferentes a mí. La gente ahora ve en mí a una persona inteligente e incluso diferente a mis amigos autistas porque mi mamá es testaruda y porque tuve la suerte de conocer a Soma. Si mi mamá no hubiera descubierto que podía escribir estaría en el fondo del pozo con ellos y sin una escalera. Todo el día lloro por dentro al ver a mis amigos en el fondo del pozo. Ellos también se merecen la escalera de Soma. Existe una salida. Estoy muy lejos de ser normal. Sigo siendo muy autista. Tengo mis estereotipias, soy impulsivo, y no soy muy verbal. También soy ansioso y tímido, pero soy un alma libre porque puedo comunicar mis pensamientos al mundo. Este es mi deseo para todas las personas autistas.

Dificultad para tomar la iniciativa
Febrero de 2009

No puedo explicar algunos aspectos de mi autismo. No sé por qué tomar la iniciativa es tan difícil. De repente puedo querer decir o hacer algo. Y soy incapaz de hacer algo al respecto. Soy lento para reaccionar.

Tengo calor. Me dejo el suéter puesto. Tengo frío. No me pongo uno. Si alguien me dice que lo haga, soy capaz de reaccionar, caso contrario quedo paralizado en mi estupor. Esto es un fastidio porque no tengo control sobre mi vida. Es una pasividad estúpida que me obliga a depender de las indicaciones de los demás y no de mí mismo.

No es divertido estar tan limitado en este sentido. Nos impide comunicarnos con los demás o hacernos cargo de nosotros mismos. Es confuso porque a veces por ejemplo puedo tomar la iniciativa para comer o hacer algunas tareas en la casa. No puedo aportar mucho sobre este aspecto de mi afección. Solo sé que está ahí.

Autismo vs. Síndrome de Asperger
Febrero de 2009

Es interesante que las personas vean al autismo y al Síndrome de Asperger como parte de un continuo. En mi opinión son afecciones neurológicas completamente diferentes. No está claro que los síntomas sean los mismos. Yo no creo tener una forma severa de Síndrome de Asperger. Parece ser otra cosa. Conozco a algunos niños con Síndrome de Asperger y son realmente diferentes. La manera en la que ven la vida es diferente a la mía. En realidad no comprendo su alto nivel de intensidad verbal y obsesiva, o los desafíos que algunos de ellos enfrentan a la hora de interpretar a las personas. No soy en absoluto una especie de versión no verbal. No se manifiesta de la misma manera en el cerebro, creo yo. Necesitamos investigar más para explorar esto.

Me parece que algunos tipos de autismo responden mejor a los ejercicios de repetición, así que tal vez estos niños que son más verbales mejoran más de lo que pude mejorar yo en mi programa en domicilio. Conocí a un niño que dominó rapidísimo los ejercicios de repetición con tarjetas, así que obviamente no le costaba señalar con precisión. Su lenguaje también era claro. Muchas de las muchachas de mi equipo de ABA trabajaron con él durante dos años. Yo trabajé casi la misma cantidad de tiempo y él se volvió casi normal. Sentía mucha envidia, pero ahora sospecho que padecíamos afecciones diferentes pese a que a los dos nos habían diagnosticado autismo. No creo que tenga que ver solo con el nivel de severidad. Creo que es diferente.

Considero que no debería meterse todo en una bolsa con un mismo nombre. En mi opinión, esto sucede porque todos tenemos estereotipias, contacto visual reducido y retrasos, pero no todos los síntomas son iguales. Algunas personas hablan de manera muy clara, otras un poco menos, y otras no hablan en absoluto. Algunas dicen lo mismo una y otra vez, otras se sienten deprimidas, y otras se sienten contentas en su situación. Algunas alinean objetos, son rígidas y les disgusta el cambio, mientras que otras se adaptan bien al mismo. Y podría continuar eternamente.

Para mí, las etiquetas "alto" y "bajo funcionamiento", así como también la expectativa de que todos respondamos al mismo tratamiento, dificultan aún más que las personas puedan entender lo diferentes que somos. Si todos tenemos el mismo diagnóstico, las personas asumen que todo se reduce al grado de severidad, y no a las diferencias neurológicas. Me he percatado de que existe un tipo de autismo no verbal con un alto nivel de inteligencia, pero que la persona está atrapada en silencio como yo. Veo a muchos niños así. Se encuentran atascados en una suerte de parálisis porque el cuerpo no obedece las instrucciones de la mente. No será posible encontrar una cura para nosotros a menos que se tome en consideración la diversidad de los síntomas.

Cómo reaccionan las personas a mí
Febrero de 2009

Es curioso ver quiénes se sienten a gusto conmigo y quiénes no. Algunas personas tienen la capacidad de verme como un muchacho que simplemente tiene algunos desafíos. Otros solo ven a un ser extraño, se ponen tensos o incómodos, para luego ignorarme o hablarme como si tuviera dos años. Es interesante ver quiénes reaccionan así. No guarda ninguna relación con su educación, edad, religión o inteligencia. Algunas personas simplemente tienen una mentalidad y un corazón más abiertos. Yo lo veo como un don.

Es interesante porque ciertas personas que conocemos dicen ser muy tolerantes, pero la familia entera claramente se siente incómoda ante mi presencia. Por otro lado, conocemos a otra familia que no se inmuta por la tolerancia de los demás, simplemente son así. Me siento bien recibido por toda esta familia, incluso por el adolescente. El hecho de que las personas puedan verme como alguien completo capaz de sentir o pensar, o en su defecto como una presencia que los incomoda, revelará si tienen o no una mentalidad realmente abierta.

Detesto cuando las personas se ponen tensas o se me quedan mirando. Es muy triste porque no puedo decirles que dejen de mirarme, o insultarlos, aunque en mi cabeza lo hago. No me sorprende que se me queden mirando si aleteo mis manos. El tiempo me ayudará a aletear menos, pienso yo, pero mirarme así es de mala educación. Me entristece sentirme tan diferente como para que la gente sienta la necesidad de quedarse mirándome. He vivido con esto toda mi vida así que supongo que no debería lastimarme. No obstante, a veces todavía me duele.

Esto me ha obligado a ver el mundo en términos de las personas que pueden verme como una persona con autismo, y aquellos que solo pueden ver el autismo. Incluso algunos familiares que me aprecian mucho han tenido que lidiar con esto. Cuando me diagnosticaron actuaban diferente alrededor mío. Podía darme cuenta de esto incluso siendo muy pequeño. Para mí se sentían tristes, y a su vez trataban de hacer lo correcto tratándome conforme a mi autismo. Esto me ponía muy tenso. Me acomplejaban cada una de mis estereotipias. Yo pensaba que solo podían ver mis estereotipias y mi desalentador futuro, motivo por el cual me costaba reunirme con ellos pese a que les tenía mucho cariño.

En su defensa, desde que aprendí a escribir y a señalar me ven como un muchacho con autismo, no como a un muchacho autista, así que las personas tienen la capacidad de superarse en este aspecto. Esto también lo he experimentado con amigos de mis papas y con mi hermana. Es por esta razón que aquellos con autismo deben ser capaces de poder comunicar sus ideas para que las personas los vean por quiénes son y no por sus estereotipias.

Remolino de letras
Febrero de 2009

Cuando era pequeño me auto-enseñé a leer. Me encantaban las letras y siempre que tenía ocasión me quedaba mirándolas. Me entusiasmaba y aleteaba, y fue así como mi equipo de ABA les dijo a mis papás que no me permitieran quedarme mirando fijo las letras. En mis ejercicios utilizaban letras para ayudarme a clasificar objetos. Yo ya leía en ese entonces, pero ellos pensaban que estaba obsesionado. Transcurrieron muchos años hasta que pude demostrar que sabía leer. Con frecuencia pensaba deletreando, pero no con palabras habladas. Visualizaba la palabra en mi cabeza. Podía ver la oración completa o más. Todavía lo hago, pero ahora escucho la palabra en simultáneo.

Soma no me enseñó a leer. Lo que ella me enseñó es a sacar el lenguaje de mi cabeza. No fue un proceso sencillo porque dentro de mí había un remolino que no podía encontrar la salida. Es sensacional poder liberar mis pensamientos. Las personas dan esto por sentado y dicen tonterías todo el día. Yo escojo cada palabra cuidadosamente. Quiero que cada palabra importe. Comunicarse es un don preciado, así que es algo que me tomo con cuidado y seriedad, incluso cuando estoy bromeando. Liberarse del silencio es increíble. Nadie tendría que sufrir esta adversidad. La comunicación es lo que nos hace sentir que estamos plenamente vivos.

Manifestar mi postura
Febrero de 2009

Solo conozco a otros pocos niños que pueden comunicarse como yo. Esto me ha forzado a asumir el rol de pionero. No soy una persona valiente. Me atemoriza estar frente a cámaras o entrevistadores. Sin embargo, decidí expresar mi postura. Mi meta no es volverme famoso. Me gusta permanecer en el anonimato, pero estoy determinado a decir lo que se tiene que decir. Ser valientes no siempre depende de nosotros. A veces es importante hacer las cosas aunque tengamos miedo.

Mi esperanza es poder ayudar al mundo a encontrar una mejor manera de trabajar con las personas autistas no verbales. He escrito en reiteradas ocasiones cómo sufrimos confinados en nuestro aislamiento. Hoy lo he visto con un amigo mío. Está tan desesperado por comunicarse, pero pude observar que sus sentimientos y su cuerpo se resistían y lo abrumaban. Lo veía tratar de comunicarse pero no podía controlar su mano, así que se sentó y en su lugar se puso a autoestimularse. Al mirarlo de cerca podías ver que sus ojos estaban inundados de tristeza. La mayoría de la gente probablemente solo pueda ver sus estereotipias. Tras esto, si al llegar a su casa se sintiera enfadado sus padres pensarán que está teniendo un berrinche porque tiene hambre o porque le molesta algo físico. Y entonces llorará incluso más por dentro.

Esta historia se repite todos los días. Se siente abrumado y se paraliza. Esta es una de las peores partes del autismo. Lo sé porque he estado en esa situación. Si manifestar mi postura puede contribuir a liberarlo, conquistar mi temor de enfrentar a la gente habrá valido la pena.

Empatía
Febrero de 2009

A veces me resulta apabullante ver atrapados de ese modo a mis amigos, y pareciera que nadie más puede verlo. A ellos no parece perturbarles esta situación. Lo que ven son niños con discapacidad que necesitan ayuda y que reciben ayuda. Pero lo que yo veo son niños atrapados en el silencio que me ven utilizar mi esténcil de letras. Me siento muy abrumado al verlos tan tristes, especialmente porque no sé si alguna vez alguien les mostrará cómo salir de ese silencio absoluto. Es como verlos presos y encadenados y no poder hacer nada al respecto para ayudarlos. Entonces mis sentimientos me superan y me comporto mal, aunque sé que no es lo correcto. Lidiar con mis emociones fuertes es mi responsabilidad. No es justo desquitarme con mi acompañante o generar disturbios en la clase general. Es un grave error porque hago quedar mal a las personas autistas y de este modo no estoy ayudando a mis amigos, y esto empeora mucho más la situación.

Para mí es un misterio por qué tantas personas inteligentes y perspicaces no pueden ver la tristeza en el rostro de mis amigos. Tal vez uno tiene que haber experimentado ese dolor para poder verlo o percatarse de que ese anhelo se encuentra allí. Yo lo veo clarísimo, pero creo que muchas personas atribuyen ese ánimo o esa expresión a otra causa. ¿Es mi conocimiento lo que me permite ver lo que otros no? Yo creo que sí porque es cierto para cada cosa que aprendemos. Donde yo veo piedras, un geólogo ve la historia de las piedras, donde veo estrellas, un astrónomo ve un mundo de física celestial. Veo dolor en los rostros de mis amigos, pero los demás ven a niños autistas en la escuela. Me entristece ver a uno de mis amigos en particular. Es buena onda y me cae bien. Me haría muy feliz que pudiéramos hablar porque sé que tenemos muchas cosas en común. Necesito un amigo en la escuela a quien contarle mis cosas. Él me agrada. Es una lástima que esté tan atascado.

Considero que debo contemplar esto desde una perspectiva más optimista. Mis amigos son valientes y no todo es tristeza para ellos. Están rodeados de gente que los quiere y los cuida, y ellos también sienten amor. Para ellos también existe la esperanza de poder superar este desafío de la comunicación. Es interesante cómo escribir me ayuda a procesar mis sentimientos. Me siento mucho mejor ahora.

Los expertos conjeturan
Febrero de 2009

Una de las teorías sobre el autismo postula que carecemos de empatía. Muchas veces pareciera que los expertos conjeturan lo que afirman sobre nosotros. ¿Cómo pueden saberlo realmente? ¿Existe un mapa en el cerebro que conduce a la empatía, o sus observaciones se basan en nuestras estereotipias? ¿O se debe a que el Síndrome de Asperger es diferente a mi versión del autismo? ¿Cómo saben si las personas no verbales tienen o no empatía? No podemos decirles a las personas lo que pensamos si no podemos comunicarnos. No podemos escribir, gesticular, expresarlo en nuestros rostros, ni tampoco controlar bien nuestros impulsos. Entonces, ¿cómo saben lo que sucede en nuestra mente? Conjeturan.

Esto es un problema porque sus conjeturas producen un impacto en la vida de miles de niños y sus familias. Eso sí que es tener poder si me preguntan. Me han dicho que las personas autistas no verbales como yo, que pueden comunicarse, tienen un tipo de autismo diferente. A raíz de esto, los expertos son incapaces de ver que muchos otros niños autistas poseen el mismo potencial para comunicarse. Esto es una tragedia, ya que deja a miles de niños atrapados en el aburrimiento, aislamiento y la tristeza. ¿Es esto justo?

En la década del 50, los expertos suponían que el autismo era un trastorno mental y esto fue desacreditado. Ahora lo que nos dicen es que tengo un trastorno de empatía, aprendizaje y sociabilidad. Eventualmente supondrán otra cosa a menos que las personas autistas no verbales les cuenten a las personas la verdad acerca de nuestras vidas y experiencias. Me resulta difícil hablar, controlar mi cuerpo o mi ansiedad ¿De qué otro modo se supone que actuaría alguien que, al igual que nosotros, no puede controlar su cuerpo, hablar, tomar la iniciativa, o que se siente consumido por la ansiedad? Tiene lógica. Es obvio si te permites verlo.

Utilizar las manos de otra persona
Febrero de 2009

Muy a menudo, especialmente cuando era pequeño, tomaba las manos de las personas para que hicieran cosas por mí. La teoría en torno a este aspecto también es falsa. Los expertos lo atribuyen a que veo a las demás personas como objetos y que utilizo sus manos como una herramienta ¿Cómo han llegado a esa brillante conclusión? Siempre me sorprende la falacia de sus observaciones. Lo que los expertos no pueden ver es que nuestras manos no están coordinadas ni obedecen a nuestros pensamientos, o que no podemos decirles a las personas verbalmente qué clase de ayuda requerimos. A lo que me refiero es: si no podemos hablar, ¿de qué otro modo podríamos decirles a las personas que necesitamos su ayuda si no es tomándoles las manos? Está muy claro. Piensen antes de decir que no puedo distinguir a una persona de una silla. Sí conozco la diferencia entre una persona y un objeto.

Procesamiento visual
Febrero de 2009

Si no puedo ver algo me puede resultar difícil buscarlo. Este es un problema espantoso porque conlleva a mis expertos a concluir que no escucho o que no comprendo directivas. Ayer fuimos a la casa de mi tía. Mi mamá me pidió que le entregara las flores que le habíamos traído. Mi tía estaba detrás de mí. No podía verla. Veía a mis primos, a mi abuela y a mi tío. Me sentí avergonzado y traté de entregarles a ellos las flores para luego detenerme y sentirme muy estúpido. Mis terapeutas de la conducta hubieran concluido que no sé los nombres de mis familiares, y paso siguiente me hubieran obligado a hacer ejercicios de repetición utilizando tarjetas con sus fotos. Es ridículo. Simplemente voltea mi cabeza o dime que está detrás de mí, y así podré saber a la perfección qué hacer. Creo que tengo una especie de visión en forma de túnel. Mi comportamiento puede interpretarse de muchas maneras. Intenta verlo como te digo, y verás que es lo que más sentido tiene.

Máscara inexpresiva
Marzo de 2009

Mi rostro es una máscara que oculta mis verdaderos sentimientos. Aparenta inexpresividad y calma, pero por dentro no es así. Puedo estar llorando, sufriendo o triste, frustrado revoleando mis ojos, o interesado o entusiasmado, pero mi rostro no revela ninguna expresión ¡Es horrible! No puedo mostrar mis emociones a los demás. Puedo estar lo suficientemente enojado al punto de estallar y no obstante parecer atolondrado, no enfadado. Esto forma parte del desequilibrado mundo del autismo. A veces siento cosas y no puedo demostrarlas. Otras demuestro demasiado la emoción equivocada. A veces cuando me enojo lo hago con intensidad, y si siento tristeza esta me consume por completo. Mi cuerpo toma el control y es como un tren que no puedo detener, de modo que lloro demasiado o me enojo tanto que a veces hasta yo mismo me asusto. He aprendido a controlar mejor mis emociones. Otras veces mis emociones están desfasadas.

Río cuando estoy nervioso o avergonzado, y las personas piensan que soy un maleducado. Es algo que genera una confusión constante, y es muy frustrante. Creo que es una de las cosas más irritantes acerca del autismo.

Dificultad para tomar la iniciativa
Marzo de 2009

A veces me cuesta muchísimo tomar la iniciativa. Debo trabajar en esto porque tomar la iniciativa nunca es fácil para mí. Muchas noches cuando estoy en la cama siento demasiado calor o demasiado frío, y, no obstante, permanezco tumbado allí como un tonto, sudando o congelándome. Me quedo pensando cómo me gustaría que alguien viniera a alcanzarme una manta, o a quitármela. Pareciera no ser capaz de reaccionar a mis necesidades en el momento. Es extraño porque sí reacciono cuando lo que deseo es comer. En ese aspecto tomo demasiado la iniciativa ¡Me encanta comer! Tal vez sea por eso.

Por ejemplo, una vez estaba caminando con mi mamá y ella se resbaló y cayó sobre una de sus rodillas. Vi lo que sucedió, y me di cuenta de que se había lastimado, pero del mismo modo que soy incapaz de responder cuando no estoy a gusto con la temperatura en cama, también me quedé paralizado. Me sentí muy mal porque realmente quería ayudarla y preguntarle si estaba bien, pero en su lugar me quedé ahí parado como una estatua. Afortunadamente pudo levantarse y volver caminando a casa, de lo contrario hubiera sido desastroso. Ahora soy consciente de que debido a esta carencia soy demasiado dependiente. Debo aprender a reaccionar a mis necesidades y ser capaz de ayudar a los demás cuando precisan ayuda. No tengo idea de cómo lograrlo, pero debo resolverlo.

Mi cuerpo tiene vida propia
Marzo de 2009

Mi cuerpo está programado de una manera peculiar. Es como si su conexión fuera defectuosa. A veces me escucha bien, no obstante, no es de fiar. Otras veces conseguir que haga lo que le pido es una lucha, no solo en cuanto a la coordinación sino en hacer lo que debe ¡Me enloquece! Es difícil describir lo que trato de decir. No me obedece cuando practico deportes. Es lento y tarda demasiado en reaccionar. Si no logro atrapar un balón, me toma demasiado tiempo ir a recogerlo. No le presta atención a mi cabeza, no reacciona en los juegos en los que debería correr. Se queda quieto si quiero hacer picar o driblear un balón. La pelota se me cae y pasa tanto tiempo que se aleja rodando. Es estúpido porque me hace aletear las manos.

Es tan raro no poder hacer lo que deseo en este sentido. He aprendido a montar una bicicleta de dos ruedas, a trasladarme en monopatín y a nadar. Soy fuerte en muchos sentidos, pero la fuerza no sirve para lograr que mi cuerpo le obedezca a mi cerebro. Es una paradoja porque el hecho de que me escuche no significa que pueda responder. Hoy por ejemplo mi mamá me pidió que abriera la ventana mientras esperábamos dentro del auto aparcado. Suena ridículo decir que sé lo que es una ventana, pero mi mano actuó repetidamente siguiendo su propia voluntad. Abrí la puerta del auto una y otra vez en su lugar. Fue aterrador, porque me vi forzado a seguir cometiendo este error. Lo que trato de decir es que mi mente sabía lo que era una ventana pero mi mano insistía con la puerta. Pero esto no es lo peor: lo peor es que las personas infieren que no puedo distinguir una ventana de una puerta.

Fue un pésimo día en este sentido, ya que más tarde mi mamá me pidió que le alcanzara su bolso. Y yo le entregaba una y otra vez el trozo de papel que se encontraba cerca de su bolso. Esta es otra de las espantosas características del autismo,

especialmente porque debido a esto la gente tiene la certeza de que no comprendemos el lenguaje. Esto sucede con menos frecuencia ahora, pero me sucedía muy a menudo cuando era pequeño con mis ejercicios de ABA. Quería tocar una tarjeta, pero mi mano tenía otros planes, por lo que me veía obligado a repetir el ejercicio hasta que mi mano acertaba, no mi cabeza. Yo lo sabía todo, mi mano era la que tenía que aprender el ejercicio. Esto es algo que deben estudiar los neurólogos. Es por esto que muchos padres piensan que sus hijos no los entienden.

Realmente no logro comprender por qué mi cuerpo a veces puede escuchar mis pensamientos, y otras veces se niega a hacerlo. Esto me genera problemas muy serios, especialmente si me piden que realice alguna tarea. La mayoría de las veces gano y mi cuerpo hace lo correcto, pero cuando las cosas salen mal es como si en esos momentos un invasor manipulara mi cuerpo. Sé que lo que estoy diciendo parece una locura y es algo muy extraño, casi como un tic o una compulsión física y en contra de mi voluntad. Esto me genera frustración porque me asusta. Uno de mis temores es que esté ganando. A nivel intelectual sé que soy más fuerte, pero no puedo sacarme este miedo de la cabeza. Me estoy esforzando para que mi cuerpo me obedezca más. Sin duda lo necesito para recuperarme.

Ojalá pudiera hablar
Marzo de 2009

Hablar sería sin duda lo mejor que podría sucederme. A pesar de que puedo expresar mis pensamientos señalando, es una alternativa inferior a la comunicación verbal. Quedo rezagado, y no siempre tengo un esténcil de letras a mano. A menudo quedo atascado en el silencio. Es una sensación solitaria porque por dentro pienso las cosas que quiero decir, pero por fuera permanezco quieto. Agradezco tener mi esténcil de letras, pero deseo tanto hablar. Realmente no sé por qué mi cerebro no se conecta con mi boca. Es como si la sinapsis se detuviera a mitad de camino, o algo así. El camino del lenguaje hablado sigue un recorrido por el cual mi cerebro se pierde, entonces me salen sonidos, o digo algo incorrecto, o nada en absoluto. Es espantoso vivir en este silencio. Soy gracioso y divertido, pero nadie de mi edad lo sabe porque no puedo mantener el ritmo de la conversación o jugar ¡Ojalá pudiera superar esto antes para así poder divertirme también con mis amigos!

Validez de las evaluaciones
Marzo de 2009

Durante muchos años me realizaron evaluaciones que confirmaban lo tonto que soy. Al menos así se sentía. Es horrible ser inteligente y saber que el Distrito Escolar te ve como alguien con retraso mental porque no puedes demostrar lo que sabes. En mi caso, mi mamá finalmente me hizo evaluar de forma privada de una manera en la que yo de hecho podía responder utilizando mi esténcil de letras. Esa fue la primera vez que me ofrecieron una manera de comunicar mi conocimiento durante una evaluación. En ese entonces tenía diez años, y pude demostrar que mi vocabulario estaba al nivel de décimo segundo grado, aunque en la escuela insistían en mostrarme libros para niños pequeños. Mis habilidades aritméticas, que en la escuela estaban tan retrasadas al punto que suponían que no podía contar hasta tres, concordaban con mi nivel académico. De hecho, eran más elevadas, pero en un momento dado dejé de cooperar y no pudieron seguir evaluándome. Gracias a ello, pude liberarme al fin de la rudimentaria educación de la clase para niños con autismo.

Imaginen cuáles serían los resultados si yo evaluara el conocimiento académico de los maestros pero no les permitiera hablar, escribir, utilizar un esténcil de letras o gesticular. Si les fuera mal en estas evaluaciones yo podría insistir, cómo hacían los demás conmigo, que esto se debe a su bajo nivel cognitivo. Claramente, si les quitas a las personas la capacidad de comunicarse no podrán demostrarte lo que saben.

Sentidos entremezclados
Marzo de 2009

Es interesante que mi percepción del mundo sea diferente a la de las personas típicas. Es como si mis sentidos se entremezclaran. Veo las cualidades de las personas como colores. No me refiero a su raza, sino a que irradian una cualidad o un brillo. En cierto modo es como un indicio de lo que guardan sus almas. Es algo muy bonito de ver. Me ayuda a presentir quiénes están abiertos y preparados para aceptarme.

Me siento mejor alrededor de los brillos azules o púrpuras. Esas personas tienden a ser intuitivas. Los colores pueden cambiar también. Mi mamá es azul, pero también puede ser roja si está enfadada. Soma es más bien púrpura. Ella es extremadamente azul. Muchos de mis expertos han sido marrones, amarillos o rojos. No puedo explicarlo, pero siempre lo he percibido.

También saboreo los objetos. Si no los saboreo están incompletos. Para mí, su sabor es tan obvio como su apariencia. Creo que este es uno de los motivos por los cuales todavía me llevo los objetos a la boca tan frecuentemente. Si no me llevo un objeto a la boca me siento irritado, o que estoy perdiéndome de algo. Sé que esto parece insólito, pero es simplemente otro atributo interesante de mi afección.

Si escucho notas musicales las percibo visualmente. A esto se lo denomina sinestesia. Cada una de ellas es igual de peculiar tanto visual como auditivamente. Bach es geométrico. Beethoven es como grandes saltos de fuego y de luz. Prokofiev son complejas escenas de luces y movimiento. Mozart, bandas enroscadas de luces y colores rosados. El jazz ángulos de luz rectos, la ópera relámpagos enormes y profundos. El pop son bandas de luces cortas y sencillas. El rap no es una imagen tan bonita. Es como un desorden visual enojado. No me gusta, pero sí me gustan la samba y los ritmos latinos, porque tienen luces y colores vivaces.

Si escucho una música determinada siento calor o frío. Es como una experiencia sensorial completa con sonido, imágenes y temperatura, como una función 3-D. Te absorbe por completo, pero no depende de mí. Lo veo así lo quiera o no. Me incomoda la música con vozarrones como la ópera, o la música R & B cantada. En esos casos siento una presión enorme, ya que me bombardean muchas imágenes dramáticas que me sobreestimulan, lo cual no es placentero en absoluto. Es por ello que generalmente no me gusta la música cantada.

Es interesante experimentar las cosas en más de un nivel sensorial. Puede ser una gran experiencia tanto en un buen como un mal sentido. Ver la música me lleva a un nivel diferente. No obstante, también puede suceder que me sienta abrumado porque mis sentidos me bombardean con muchísima información. Es como con todo: demasiado de algo bueno es malo.

Una manera de demostrar que realmente estoy comunicándome
Marzo de 2009

El año pasado cuando estaba en quinto grado pude salir al fin de mi clase de nivelación. Me asignaron a una clase de niños autistas verbales con instrucciones académicas que jamás había recibido antes. Era una clase regular, y tenía que permanecer sentado durante largos períodos de tiempo. Mi maestra era amable, pero era nueva y no tenía experiencia. Nunca antes había tenido a un niño como yo. Nadie creía que yo fuera inteligente, o incluso que mereciera estar allí. Era difícil o peor. Mi ridícula reacción consistía en insultar a mi acompañante terapéutica. Ella sabía que yo era inteligente e intentaba defenderme. Por dentro me sentía muy aislado y enfadado y me desquitaba con ella, lo cual era muy injusto porque ella era buena conmigo. Insultaba a menudo, y fue así como la escuela vio que realmente me estaba comunicando. Qué ironía. Solo me bastaba con señalar "M-I-E-R" para que dijeran, "Caray, es mucho más inteligente de lo que suponíamos." Fue un año muy malo en el que me sentía permanentemente enfadado. Ahora me siento bien así que no tengo que repetir estos errores.

Hablar es realmente difícil
Marzo de 2009

Hoy vi a mi anterior terapeuta del lenguaje en una fiesta de otro niño autista. Noté cuánto me aprecia y que quiere lo mejor para mí. Fue bonito verla y ponernos al día. Me sorprendió lo diferente que fue verla ahora que puedo comunicarme, ya que puedo contarle lo que siento, siendo que antes estaba atrapado en el silencio y eso era horrible. Recuerdo que a menudo me decía que no me esforzaba, y básicamente que no hablaba porque era perezoso. A mí eso me molestaba muchísimo, porque ella no entendía que para mí hablar era difícil. Muy, muy, muy, muy, muy, muy, muy, muy, muy difícil. Es como hablar en un mundo acuático sin lengua. En otras palabras, muy, muy, muy, muy, muy, muy, muy, muy, muy, muy difícil.

Debido a que todos los niños autistas queremos hablar y no podemos, debería estar claro para los demás que no tiene que ver con que seamos perezosos, o que nuestros padres sean perezosos ni nada por el estilo ¡ES DIFÍCIL! Es por ese motivo que el esténcil de letras es como un salvavidas. En el tiempo que me lleve aprender a hablar, puedo expresar mis pensamientos e ideas, recibir una educación regular, y ser parte de un grupo o de una conversación. Sigo deseando ser verbal más que nada en el mundo, pero no puedo quedarme de brazos cruzados y en silencio hasta entonces.

Entiendo que todas las personas con las que trabajé pensaban que estaban haciendo lo correcto, y tal vez sea lo correcto para algunos niños, pero no para mí. Me haría muy feliz que cada uno de ellos me aceptara y creyera en mí ahora. Mi antigua terapeuta del lenguaje me aceptó y hoy pudo ver con sus propios ojos que puedo escribir, que utilizo un vocabulario florido y que soy inteligente, pero entablar una conversación es muy difícil. Estoy seguro de que para ella debe haber sido maravilloso poder hablar con un niño que supo estar "atrapado en el silencio". Fue muy agradable tener la oportunidad de hablar con ella fuera de mi prisión del silencio. Si pudiera, liberaría de esta prisión a todos mis amigos y a otros niños autistas.

Piano
Marzo de 2009

El piano me está ayudando a utilizar mi cerebro de manera distinta. Es tan difícil ahora hacer cosas diferentes con cada mano. Pareciera que no puedo lograr que ambas manos me escuchen. Ser tan torpe es muy frustrante. Sé que es una habilidad que debo practicar. Lo haré y lograré aprenderlo. No obstante, hoy en día me resulta muy difícil.

Mi profesora considera que tocar el piano me ayudará a que los dos lados de mi cerebro se comuniquen mejor. Sé que es posible rehabilitar algunas lesiones cerebrales. Mi abuela se cayó y ello produjo una lesión grave en su cerebro que la afectó muchísimo. No podía hablar, comer por sus propios medios, ni caminar. Se recuperó y ahora está bien. Si supiéramos en qué parte del cerebro se encuentra mi afección podríamos combatirla de manera más efectiva. Hasta entonces, tendré que continuar practicando piano y ejercitando mi cuerpo. Hacer ambas cosas siempre es bueno, incluso sin ser autista.

Confianza, aura y comunicación
Marzo de 2009

Sé que las personas se preguntan por qué soy selectivo en cuanto a con quiénes utilizo mi esténcil de letras. Esto genera dudas, ya que la gente piensa que debería usar mi esténcil con todos. Escribí sobre la ansiedad y el autismo, pero es evidente que la confianza constituye un problema a la hora de comunicarse. Es algo así: yo señalo si me siento relajado con la otra persona y si tengo una necesidad imperiosa de comunicarme. Me he obligado a aprender a comunicarme con mis acompañantes y mi tutor en la escuela porque debo recibir una educación. Siempre han tenido que motivarme para aprender, pero el proceso de confiar en alguien es lento. Es curioso, porque puedo querer a alguien, disfrutar de su compañía y saber que cree en mí, y aun así negarme a señalar ante su presencia. Esto en parte se debe a que algunas personas son impacientes, o a que parecieran estar poniéndome a prueba, o a que me hablan de una manera muy condescendiente, aunque no sea su intención, y a veces se debe a mi propia ansiedad. Como fuera, en esos casos dejo de intentarlo, por lo que la otra persona se frustra y es peor.

Y no solo eso, ver un brillo azul ayuda. No es mi intención herir los sentimientos de nadie pero algunas de las personas que quiero son marrones, rojas y amarillas. Es difícil de explicar. Mi mamá es azul y mi papá es amarillo. Él es el mejor papá que podría imaginarme, pero cuando veo amarillo me pongo tenso al señalar. Ojalá pudiera superarlo porque me muero de ganas de bromear con él. Puedo realizar ecuaciones aritméticas con él sin dificultades, así que estoy empezando a superar mi problema. No entiendo por qué importa el color del brillo porque confío en mi papá, así que tengo que empezar a ver el amarillo como un rayo de sol y no como un rayo que me bloquea.

Mi acompañante es verde. Eso no es ni azul ni amarillo. Mi acompañante anterior era amarilla. Incluso logré superar eso porque tenía muchísima necesidad de comunicarme en la escuela. Lo que trato de decir es que el brillo me afecta emocionalmente. Es como otro sentido que me hace ser selectivo con las personas con las que señalo, pero a nivel intelectual sé que no es realmente preciso porque algunas personas buenas son amarillas o de otros colores. Mi intención es encontrar la manera de señalar con todas las personas, pero tal vez nunca pueda relajarme si alguien me dice "toca tu nariz", lo que sin dudas sería un brillo marrón intenso.

Autismo y relaciones
Marzo de 2009

La gente piensa que las personas con discapacidad no tienen ningún interés en el romance. Esto no cierto. Pienso en las muchachas del mismo modo que cualquier otro muchacho de doce años, pero no me siento preparado para buscar una novia. Sé que primero necesito trabajar mucho en mi afección antes de ser alguien con quien a una muchacha le gustaría estar. Si aleteo mis manos no importará si soy o no atractivo.

En el presente, ni siquiera estoy tratando de conocer muchachas porque soy demasiado tímido. Me pongo nervioso cuando estoy en situaciones sociales. Necesito aprender a relajarme más cuando estoy con personas nuevas. Espero poder superar esto porque me gustaría tener novia cuando sea más grande. Tengo los mismos deseos que cualquier otra persona en esta vida, pero la montaña que debo escalar para hacerlos realidad es mucho más difícil. Esto es cierto para cualquier persona con circunstancias que alteran su vida. Sé que tengo que estar mucho mejor, que mi comportamiento debe ser más adecuado, y que tengo que estar más tranquilo y ser más extrovertido para que una muchacha se interese en mí. Todavía no soy capaz de ello, pero espero poder lograrlo trabajando mucho. Los niños normales son sin duda muy afortunados en este sentido.

Por qué ayuda sostener un poco el brazo
Marzo de 2009

A muchas personas autistas les ayuda que otra persona toque o incluso sostenga su brazo al escribir o comunicarse. Esto se debe a nuestra dificultad para tomar la iniciativa o lograr que nuestro cuerpo obedezca a nuestra mente. Este sutil toque pareciera ayudar a destrabar el tipo de parálisis que ya he descrito. Gracias a la instrucción de Soma ahora nadie necesita sostenerme. Esto es importante porque de ese modo las personas pueden ver que estoy moviendo mi mano de manera independiente. Y así es difícil afirmar que no soy yo.

Algunos niños que conozco necesitan que los toquen para escribir o señalar. Muchas personas siempre los verán como marionetas de sus facilitadores, pese a que este apoyo es mínimo. Escuché que en el pasado algunas personas estúpidas de hecho sí manipulaban a algunos niños cuando escribían. Como consecuencia de ello, todo tipo de apoyo resulta ahora sospechoso, lo que es realmente irracional. Cuando se padece un trastorno de ansiedad, dificultad para tomar la iniciativa, o cuando el cuerpo no obedece a la mente, un poco de apoyo es un salvavidas. Cuando toco el piano o cuando realizo algunas otras actividades que requieren motricidad fina, me ayuda que me toquen un poco el brazo, pero nadie pone en duda que yo soy quien está realizando la actividad. Con la comunicación es diferente. Basta que alguien sostenga un poco tu muñeca para que te cataloguen como un zombi que está siendo manipulado por un padre controlador. Esa teoría consigue muy bien insultar tanto al niño como a sus padres.

Cuando era pequeño mi mamá tenía el presentimiento de que yo entendía todo. Fue la época en la que ABA dominaba mi vida y mi hogar. Me encantaba El Libro de la Selva, y tenía un libro ilustrado con la historia de Disney. Un día me senté con mi mamá y ella sostuvo apenas mi brazo. Me pidió que buscara los personajes. Los encontré a todos perfectamente. Ella se entusiasmó y le contó a mi papá que yo entendía todo. Y él le respondió: "¿Estás segura de que no estabas moviendo su mano sin querer?" Recuerdo bien esta conversación porque me enojé muchísimo, supongo que ella sabría si hubiera movido mi mano.

No es culpa de mi papá, sino de las teorías que le habían enseñado y hecho creer de que todo tipo de apoyo, incluso el no intencional, era manipulación. Le pidió a mi mamá que lo intentara de nuevo sin sostenerme. Por supuesto que no acerté ni una vez. Esto dejó en evidencia que yo realmente no conocía los personajes de mi película favorita. Fue terrible porque mi mamá no siguió intentándolo. Ella no confió en sus propios instintos ¿De qué modo podía decirle que tenía razón? Morí un poco por dentro porque estuve a un paso de liberarme, pero ABA ganó. Si mi corazón fuera visible, hubieras podido ver que estaba hecho pedazos. Me tomó años encontrar una manera de demostrarle a mi mamá nuevamente lo que sabía. Esta vez no se rindió a pesar de que nadie le creía. Gracias a esto mi corazón está sanando.

Excluido del debate
Marzo de 2009

A mi terapeuta la invitaron a dar un discurso en una conferencia sobre autismo. Me preguntó a mí y a mis padres si podía hacer su presentación sobre mí. Cada vez que nos veíamos me filmaba comunicándome. Ella pensaba que yo tenía mucho que enseñarles a las personas. Esta idea me ponía nervioso, pero a su vez me parecía una buena oportunidad para educar a los profesionales que trabajan en autismo sobre mis experiencias con el autismo y sobre mis desafíos educativos. Ayer le contó a mi mamá que su propuesta de presentación fue rechazada porque yo utilizo un esténcil de letras que otra persona sostiene. Mi terapeuta les respondió que yo señalo solo, y que nadie me toca mientras señalo. Las personas que organizan la conferencia le dijeron que mi método de comunicación no es aceptable. Supongo que sostener un trozo de papel con letras escritas es realmente invasivo, así que puedo entender perfectamente por qué no querrían contar mi historia.

No me sorprende demasiado. Algunas personas prefieren no ver la verdad. Si yo puedo hacer lo que hago significa que otros pueden también. Si se niegan a verlo, no tienen que cambiar el modo en el que les enseñan a los niños. Me da gracia porque asumen que soy un fraude y jamás me han visto, conocido, o siquiera visto un video mío. Supongo que ver los videos y hacerle preguntas a mi terapeuta sería muy arriesgado. Tal vez pueda lograr convencer a alguien de que un niño autista retardado está intelectualmente intacto. Eso implicaría que tendrían que ver al autismo de otra manera. No pueden permitir que eso suceda. Ocultar los puntos de vista alternativos es mejor.

Esto me sucedió en otra ocasión cuando una revista imprimió un discurso que había escrito para un banquete. Al director del programa lo llamó una experta en autismo. "Hay que ser cautos y saber si es cierto, y que él realmente lo haya escrito. Jamás he visto este tipo de habilidades lingüísticas avanzadas en mis veinticinco años de carrera trabajando con niños autistas. Si él realmente escribió eso, es uno en un millón." Sentí muchísimo enojo cuando el director me lo contó. Le dije que ella estaba cegada por sus sesgos profesionales. Entonces me contó que le respondió que él suponía entonces que era uno en un millón.

¿Soy tan amenazante que prefieren creer que soy un fraude o un títere bien entrenado, y no quien realmente soy? ¿Si tuviera un accidente cerebrovascular me volvería retardado? No podría hablar o moverme como quisiera ¿Y qué sucedería si fuera sordo o si tuviera parálisis cerebral? ¿Eso significaría que no puedo pensar? ¿Si pudiera hablar sería inteligente, pero dado que señalo y utilizo un teclado no lo soy? ¿No soy yo el que señala porque alguien sostiene mi esténcil de letras, pero sí lo hago al estar sentado en una mesa con mi ordenador? Si te niegas a creer en mí ¿significa acaso que soy un fraude o que los expertos no tienen una mentalidad abierta?

¿Por qué no le dejaron realizar su presentación? Tras esto pueden debatir, estar en desacuerdo o querer verme con sus propios ojos.

No permitir mostrarme deja en evidencia que mi mensaje debe escucharse, y buscaré otras vías que no sean los expertos profesionales para contar mi historia. Me causa gracias porque me di cuenta de que siempre les tuve miedo a mis expertos, pero en cierto modo mi existencia los atemoriza a ellos también.

Lengua de señas
Marzo de 2009

Muchos me preguntan por qué no me comunico utilizando lengua de señas. Piensan que porque estoy limitado verbalmente la lengua de señas es el sistema de comunicación lógico para mí. No lo es por muchos motivos. Primero que nada, puedo escuchar. Me siento orientado hacia el lenguaje y al habla, no hacia el lenguaje visual. Además tengo retrasos en mi motricidad fina, por lo que las formas que tiene que realizar la mano en la lengua de señas me resultan muy difíciles.

Mi mamá sabe lengua de señas. Me enseñó un poco pero más como diversión, no como una manera para comunicarme. Me dijo que la lengua de señas utiliza la expresión facial, y mi rostro con frecuencia es inexpresivo. Posee una gramática diferente, y yo utilizo el inglés y pienso en inglés, no en señas. Utilizo un vocabulario amplio. Mi mamá me dijo que en la lengua de señas las opciones de palabras son más acotadas. Por ejemplo, tiene una seña para "grande", y uno utiliza su expresión facial o movimientos de brazos más grandes o pequeños para dar énfasis. Si puedo teclear o señalar en un esténcil de letras puedo ser más específico. Puedo deletrear grande, inmenso, gigante, enorme, etc.

Señalar y teclear funcionan bien para mí ya que no necesito realizar formas precisas con la mano que requieran motricidad fina. Muchas personas piensan que debería dejar de señalar y utilizar la lengua de señas en su lugar. Incluso uno de los neurólogos que vi al principio sugirió que sería adecuado para mí. Esto pondría fin a mi capacidad de expresarme por todas las razones que enumeré. Por dentro pienso palabras en inglés, y utilizo esas mismas palabras en mi esténcil de letras o teclado.

Propiocepción
Marzo de 2009

Si mis ojos están cerrados no sé dónde están mis manos. Ahora comprendo que este sentido se llama propiocepción y que nos permite saber dónde se encuentra nuestro cuerpo en el espacio. Mi propiocepción es un desastre. Necesito que mis ojos me digan dónde se encuentran mis manos y mis piernas. Esto es difícil porque significa que debo prestar atención visualmente a mi cuerpo, lo que interfiere con muchos deportes físicos, especialmente si no puedo ver mis piernas. No es agradable de noche porque no puedo saber en qué posición estoy en la cama en la oscuridad. Suelo usar mis mantas para que me aporten presión, y me arropo en ellas para poder sentir dónde se encuentra mi cuerpo. Esto me ayuda muchísimo y lo hago siempre, incluso en días calurosos, porque debo saber dónde se encuentra mi cuerpo. Ejercitar me está ayudando a sentir más mi cuerpo. Mi cuerpo está comenzando a conectarse más con mi cerebro. Estoy determinado a superar este desafío.

Hoy en día cuando toco el piano utilizo mi mano derecha e izquierda de manera simultánea. Hace no mucho, hubiera sido imposible. También puedo realizar mucho mejor que antes ejercicios que requieren coordinación. Deseo estar bien físicamente. Considero que me ayudará a vivir una vida más plena. Mi cuerpo me ha dominado toda la vida, quisiera revertir esta situación.

Liberado por la tecnología asistiva
Marzo de 2009

Espero poder contar con un mejor dispositivo de comunicación asistiva. Me entusiasma la oportunidad de evaluar unos y probar otros. Creo que será sensacional, en cierto modo como la habilidad de poder hablar. En lugar de que alguien tenga que leer mis palabras, tecleo y presiono un botón y la máquina pronuncia mis palabras. Esto es casi como tener mi propia voz. Sé que nos es perfecto, pero es mucho mejor que lo que he tenido hasta ahora. Es libertad.

Ayer tomé un dispositivo prestado y hablé utilizando el teléfono. Fue tan liberador. No fue simplemente un "¿Cómo estás?" sino una conversación real. Hice bromas. Se rieron. Me hicieron preguntas. Respondí. Como lo hacen ustedes. Solo que esa fue mi primera vez. Es tan significativo para mí tener mi propia voz para comunicar mis pensamientos a los demás. Tengo casi trece años, así que diría que ya va siendo hora.

"Teoría de mente" cuando importa
Marzo de 2009

Es frustrante cuando las personas inteligentes me malinterpretan. Supongo que se debe a que tengo la esperanza de que me vean de la manera correcta. Realmente me siento una persona normal, aunque con un bloqueo interno en la conexión cuerpo/ mente, de modo que hago cosas que no quiero hacer, como aletear las manos o tomar cosas que no debo. No puedo hacer cosas que quisiera hacer como hablar, bailar, jugar baloncesto o escribir eficientemente. No puedo evitar que mis emociones se desborden de mi cuerpo y se manifiesten en aleteos, miradas fulminantes o poniéndome tenso, pero puedo entender mi dilema. Me veo de una manera extraña. Mi contacto visual es deficiente. Me alejo de las personas si me siento nervioso. Me autoestimulo. Parezco apático hacia los demás porque no abrazo o no les hago lugar a los demás en el sofá a menos que me lo pidan. No tomo bien la iniciativa, pero eso no quiere decir que carezca de empatía. Me importan las demás personas. Siento afecto por la gente. Me preocupo por las personas. Necesito que las personas me quieran. Igual que todos.

Ayer, una de las profesionales con las que trabajo sugirió que el motivo por el cual no me sentí mal por mi hermana cuando tuvo un inconveniente en su juego de fútbol es porque yo, al ser una persona autista, carecía de "teoría de mente" o empatía en relación al punto de vista de otra persona. Me sorprendió que ella, que tan bien me conoce, haya interpretado mi comportamiento a través del prisma de las teorías sobre el autismo en lugar de verme a mí. Sé que mi hermana al principio se sintió triste y decepcionada, pero se recuperó rápidamente y ahora le está yendo bien en los deportes. Mi reacción no se debe a una falta de empatía. Simplemente no me pareció una tragedia. Ella sugirió que incluso si no lo fuera yo debería haber demostrado empatía hacia su sufrimiento. Puede que sea cierto. Por mi parte, debo enfrentar miles de pequeños rechazos y pérdidas en mi vida de aproximadamente la misma magnitud que los de ella. Todos los días tengo que lidiar con estas pequeñas situaciones desafortunadas y las personas muestran poca empatía hacia mí. No obstante, cuando puedo trato de ser considerado. No puedo llamar por teléfono a las personas ni iniciar un abrazo grupal, pero si tengo acceso a un esténcil de letras o a un teclado les pregunto cómo están. Tanto mi papá como mi mamá afirman que en ese sentido soy considerado.

Estoy seguro de que las personas que están enfrentándose a problemas importantes saben de qué estoy hablando. Puedo intentar ser más comprensivo en relación a las pequeñas pérdidas de los demás, pero es un ida y vuelta. Con frecuencia me siento herido cuando las personas me ignoran, se ponen tensas ante mi presencia o se alejan. Sé que soy raro y me hago cargo, y trabajaré en ello, pero ¿significa acaso que todas estas personas carecen de teoría de mente porque no intentan identificarse con mis circunstancias? Les pido a las personas que comprendan que solo porque no muestro demasiada emoción no significa que no me importe.

Es posible que otras formas de autismo tenga más afectada el área de la "teoría de mente". Si estas personas son verbales, es fácil asumir que las personas no verbales son iguales ¿Cómo podemos demostrar lo contrario si estamos tan atrapados adentro nuestro?

El autismo es un pozo profundo
Abril de 2009

Hoy vi a un muchacho con autismo que estaba muy atrapado en su mundo interior. Me resulta difícil ver y acordarme de ello. Su ayudante trataba de interactuar con él, pero él estaba perdido en su mundo sensorial y la bloqueaba. Ella trataba de ayudar y él se resistía. No obstante, creo que él es inteligente.

El autismo es como un pozo profundo lleno de arena que obstaculiza tu salida. Puedes ver que las personas tratan de ayudarte, pero no es fácil moverse en la arena. Si lo intentas, puedes remover la arena y hundirte aún más. Si no haces nada, te quedas triste interiormente. Si te entregas a tus sentidos puedes escaparte de esa horrible frustración, y esto es como una droga, cuyos efectos son luces y colores, por lo que es más difícil alcanzar al niño autista porque está sumergido en un pozo de arenas movedizas, mirando dentro de su mente un espectáculo de luces láser. Te sientes solo en el pozo, aunque se encuentren cerca personas que te quieren. Era imposible conectarse con este muchacho, y entiendo lo frustrante que es para las familias esa situación. Él es como un fantasma porque está allí, pero no está. Aunque esté ahí internamente, escuchando, viendo y sintiendo, pese a que es tan difícil alcanzarlo. Conectarse con los demás es un proceso largo. Le espera todavía un largo camino por recorrer porque está perdido en su propio mundo. Las estereotipias dominan su vida y por ello no se relaciona bien con las personas.

¿Qué se puede hacer por él? Necesita comunicación, de eso estoy seguro, no simplemente contar números o repetir palabras, que es lo que insisten en continuar haciendo con él. Necesita salir y hacer cosas que resulten atractivas para su cuerpo y su mente. Necesita reglas. Era un muchacho invasivo y malcriado, lo que me recuerda que debo trabajar más en ello también. No estará perdido si le muestran cómo trepar para salir del pozo y descubrir que afuera hay también hay vida, y que hay personas que lo quieren y desean conocer al muchacho que hay adentro, y no solo las conductas que exterioriza.

Conciencia corporal a través del ejercicio
Abril de 2009

A muchas personas autistas les encanta nadar. Puedo quedarme horas y horas en una piscina hasta convertirme en una ciruela pasa. Puedo meterme en el agua helada de una piscina o del mar aunque tenga frío. Necesito estar en el agua, es algo que no puedo resistir. Esto se debe a que en el agua puedo sentir todo mi cuerpo, puedo sentir mis piernas, mi centro y mis brazos. Estar en el agua es bueno porque aporta una presión suave a mi cuerpo. Fuera del agua debo mirar para conocer la posición de mis piernas. En tierra firme mi cuerpo se siente irreal e incluso a veces como que no formara parte de mí. Esto está empezando a mejorar gracias a que hago ejercicio. Mi cuerpo está prestando más atención y puede coordinar mejor. Ahora puedo hacer cosas que antes nunca podía hacer, como movimientos bilaterales y mantener el equilibrio sobre una pelota esferodinámica para hacer abdominales. Si mi cuerpo despierta estaré encaminado hacia una mejoría.

También es importante estar bien físicamente. Mi familia es activa y atlética. Era horrible cuando era yo el único que no estaba en forma. Asimismo, me hace feliz poder estar en mejor forma. Cuando al principio mi mamá empezó a hacer ejercicio conmigo me resistía porque era demasiado difícil, pero perseveró y me contrató a un gran entrenador que está pensando en la manera de despertar mis músculos. Ahora disfruto de hacer ejercicio, lo cual es difícil de creer porque antes no me gustaba. Espero lograr conectar mi cuerpo inservible, como siempre lo percibí, con mi mente. Mi cuerpo no está mal, solamente desconectado. Ejercitarme, a mi parecer, crea conexiones neurales. Solía arañar mis piernas porque odiaba muchísimo mi cuerpo, pero ya no lo hago más. Mis piernas hacen un buen trabajo a la hora de correr, hacer senderismo, y montar en bicicleta y monopatín. Al igual que cualquier otra persona, es un proceso muy largo alcanzar un buen estado físico, pero creo que hasta una persona autista puede lograrlo.

Familias tristes
Abril de 2009

Los niños autistas no son los únicos que se deprimen. Sus padres también. Lo veo con frecuencia. Los padres se ven muy desolados o exhaustos. Algunos hasta parecen haberse dado por vencidos con sus hijos. Es fácil ver por qué. Los niños están muy limitados y no responden a las reglas, entonces los padres empiezan a enloquecer. Es horrible porque a menudo el niño no tiene control sobre sus impulsos o su cuerpo. Por ejemplo, vi a un niño que no podía permanecer sentado en un banquete. A mí me daba la sensación de que se sentía nervioso y abrumado. Su papá estaba avergonzado por su conducta disruptiva. El papá parecía furioso y también muy triste. Se lo veía cansado y desalentado y a punto de perder sus estribos. Su hijo no tenía mala intención. No estaba siendo malo. Él sufre el doble por no poder superar este mundo sensorialmente abrumador, su cuerpo y su tristeza, y tras eso es incomprendido por aquellos que más quiere. Su papá lo quiere. Eso se notaba. También estaba resentido con la carga de su hijo. Tal vez ellos podrían tener una buena relación si el papá entendiera mejor lo que está atravesando su hijo. Me resultó doloroso verlos sufrir tanto a ambos.

Mis comienzos con Rapid Prompting Method (RPM)
Abril de 2009

La primera vez que me comuniqué más allá de mis necesidades inmediatas fue con mi mamá cuando tenía siete años. Ella me preguntó por qué no le había demostrado antes que podía escribir. Le respondí qué no sabía cómo. Las personas autistas no cuentan con los medios para trepar y salir del pozo por su cuenta. Enséñenos a hacerlo y no seremos tontos. Gracias a su ingenio, Soma pudo encontrar una manera para enseñarnos a comunicarnos. Me sorprende que pese a sus logros todavía deba luchar a diario contra los expertos que dudan de ella. Muchas personas no reconocen sus métodos. Investíguenlo y véanlo por ustedes mismos ¡Por favor dejen de criticar cosas sobre las que no saben nada!

Soma me enseñó a esforzarme para comunicarme de verdad. Al comienzo me resultaba difícil, y por eso era agresivo y la pellizcaba. Pero yo no era el único. Sus brazos estaban cubiertos de marcas de pellizcos. Ella ni se inmutaba. Seguía insistiendo para que aprendiera. Nada de refuerzos, cosquillas, o "bien hecho" o "no". La primera vez que fui me enseñó ciencia. Me pareció raro porque era avanzado. Nadie había hecho eso antes. Me gustó que ella supiera que yo era inteligente. En la escuela yo era retardado. En el consultorio de Soma yo era dotado. Ella era terca y nunca me dejaba salirme con la mía. Esto me ayudó a trabajar e intentarlo.

Recuerdo que la primera oración que señalé de manera independiente con Soma fue "Toco mi nariz." Supongo que habré pensado que eso es lo que esperaban los educadores que hiciera. Y entonces ella dijo, "No, no, no. Aquí no hacemos eso." ¡Libertad! Ella supo inmediatamente lo que quise decir. Me enseñó a permanecer sentado durante cuarenta y cinco minutos sin descansos, cosquillas o comida. Fue como un milagro después de años de ejercicios de repetición y silencio. Cuando mi maestra de la escuela y mi supervisora de ABA me observaron allí durante los primeros días, por supuesto que buscaban prompts (pistas). Soma no niega que brinda prompts ¡Claro! Si su método se llama Rapid Prompting Method ¿Si ella lo llamara "Tarjetas Lentas" estaría bien? Estaba saboreando comunicación real por primera vez y mis expertos solo podían ver los prompts, no la comunicación.

Yo era principiante. Me pregunto cómo no podían entenderlo. Lo que intento decir es que es una habilidad. Me sorprendía que reparaban en los prompts pero se perdían que me estaba comunicando ¿Acaso el argumento es que los prompts que brinda ABA están bien pero los de Soma no? A mí me daban prompts con frecuencia cuando trabajábamos con tarjetas. Las anotaciones sobre mis sesiones de ABA indicaban si yo necesitaba prompts o si ya había dominado un ejercicio ¿No podían entender que con Soma en ese entonces necesitaba prompts, pero que ahora ya domino la habilidad?

A mi entender, muchos están realmente cegados por sus sesgos profesionales. Mi papá siempre cuenta un chiste sobre un estudiante de doctorado de física que conocía. Él describía su investigación y decía, "Los datos que no encajaron con el modelo fueron descartados." Los científicos estaban pasmados porque si los datos no encajan con el modelo uno debe modificar el modelo para que se ajuste a los datos, y no tomar por sentado que los datos no existen. Pero en su caso puntual, el problema era que su inglés no era muy bueno. Pienso que los expertos descartaron los datos de Soma porque ponían en tela de juicio su modelo. Soy severo con ellos porque considero que tengo derecho a ello. Mi supervisora de ABA le dijo a mi mamá que le era indiferente si yo podía o no comunicarme, y que continuarían enseñándome de la misma manera con tarjetas y ejercicios de repetición como si yo no supiera los verbos, categorías, adjetivos, pronombres, etc., etc., etc.

Fue en ese momento que mi mamá y mi papá decidieron suspender mis sesiones de ABA. Mi mamá me contó que todo el equipo se sentó con ella y que le plantearon que yo realmente no podía comunicarme porque no me comunicaba con ellos.

¿Cómo podría hacerlo con ellos? Lo único que recibía eran ejercicios de repetición y modificación de la conducta ¿Cómo me iba a comunicar con ellos? ¿Empezando a cantar y a bailar espontáneamente? Hablar era imposible. Escribir podía pero con ayuda, la cual me negaban. Pensaban que el método RPM era una ciencia sin fundamento ¿Qué me quedaba entonces? Los datos que no encajaban con el modelo los descartaban. Si estaba en silencio allí quería decir que estaba en silencio en todos los sitios, incluso internamente.

Siempre digo que Soma se lleva el mérito de salvarme. Ella me ayudó a comunicarme y a superar mi resentimiento, lo que me llevó a liberarme para crecer como persona. Tengo mis héroes: mi mamá y mi papá, Soma, y muchas otras personas que me ven como soy y que me ayudan a progresar en la vida. Todos los días me doy cuenta de lo afortunado que soy por haber podido liberarme del silencio y por ser aceptado por tantos como un amigo y un igual. Mis batallas no han acabado, pero ahora puedo guiar a mis expertos para que me ayuden.

Recordar que tengo dos lados
Abril de 2009

Tengo la costumbre de lavarme una sola mano. Con frecuencia me olvido de mi mano derecha, y deben recordarme que me la lave. Mi papá piensa que esto puede deberse a una desconexión entre los dos lados del cerebro. Esta es una pista más para develar el misterio del autismo.

Memoria corta, larga y fotográfica
Abril de 2009

Mi memoria a corto plazo es pésima. Me distraigo fácilmente de mis objetivos. Tal vez esto no sea memoria sino atención. Sé que es un gran problema. Me molesta mucho. Siempre hace que la gente se enfade conmigo. Si estoy distraído es como que me pierdo en mi cabeza. Por ejemplo, si estoy vistiéndome, a veces estoy bien y termino de hacerlo de manera independiente en pocos minutos. Otras veces estoy muy disperso. Deambulo, aleteo o me quedo mirando al espacio. Me pongo un calcetín, o solo mis pantalones, y luego entro como en un trance, y deambulo, dejando la tarea a medio hacer.

¿A dónde voy? No tengo idea. Es como que estoy aquí. No estoy aquí. Esto me afecta porque frecuentemente necesito que me vayan dando indicaciones para completar lo que estoy haciendo. Si alguien me dice "¡Acaba!", yo me quedo, "¿Qué?" Es como si careciera de pensamientos. Necesito que me recuerden qué es lo que estaba haciendo.

No es agradable. Lo siento como una convulsión, pero cuando era pequeño me hicieron estudios y dijeron que yo no tenía convulsiones. Por otro lado, hay cosas que recuerdo siempre. En mi cabeza puedo ver páginas enteras de libros. Mis propios recuerdos pueden distraerme. Es como otra paradoja más que presenta el autismo. Nunca me olvido de algo que sucedió diez años atrás, pero no puedo acordarme de terminar de vestirme. Es otra de las cuestiones que llevan a la gente a pensar que soy tonto cuando no lo soy.

Soy capaz de recordar muy bien detalles de libros, conversaciones y más. Es terrible porque mi cabeza se llena de elementos innecesarios, pero si necesito decir una palabra no puedo recordarla, o al menos mi boca no puede. No ayudan las conjeturas sobre la inteligencia. Es como si el conducto estuviera averiado. Como si el conocimiento se interrumpiera en el recorrido hacia mi boca. Ese es el lado negativo del autismo.

Pensamos. Comprendemos. Sabemos. Necesitamos sentarnos, aletear y hacer tonterías, y entonces nos ven como retrasados. Tal vez existan algunas personas autistas con retraso, pero no tantas como se piensa.

Fracasamos en las pruebas de inteligencia porque sufrimos de un trastorno que afecta la salida de información. Estamos allí, pero muy estancados, y solo a algunos pocos de nosotros nos han mostrado la salida.

Mis pensamientos se pierden camino hacia mi boca, pero gracias a Dios no se pierden cuando señalo. No sé por qué, simplemente es así. La mente es un mundo que todavía no comprendemos. Aún nos quedan por entender muchísimos aspectos sobre el cerebro. Nadie comprende todavía el autismo desde un punto de vista neurológico, motivo por el que ningún tratamiento debería ser visto como la panacea. Sé que estoy siendo errante al hablar sobre memoria, comunicación y tratamiento, pero están interrelacionados. Recordaba todos mis ejercicios de repetición. No podía comunicar mis ideas a menos que practicara una y otra vez hasta que fuera algo automático. No obstante, mi tratamiento continuó basándose en la idea de que yo no podía recordar o entender. Si yo les presentara a mis instructores ejercicios de repetición en un idioma que no hablaran pero pudieran entender, y tomara en cuenta sus errores como evidencia de falta de conocimiento año tras año, eso podría resumir mi infancia. Un laberinto sin fin. Mi trastorno de salida de información les confirmaba mi ignorancia, y yo continuaba dando vueltas por el laberinto sin poder encontrar la salida. Teclear es mi manera de salir del laberinto y bien puede serlo para otras personas autistas también.

Sé que los padres se esfuerzan en hacer lo mejor por sus hijos. No es mi intención hacer que los padres, que ya están estresados y preocupados, se sientan más cansados. Es difícil ser la persona con autismo, y es difícil ser su papá o su mamá. Cuando se educa a las personas con autismo, los maestros y los padres toman decisiones únicamente basados en el desempeño externo del niño autista ¿De qué otra manera podrían hacerlo si el niño es no verbal o su lenguaje es limitado? Debido a que a muy pocos de nosotros nos enseñan a comunicarnos, muchos educadores y padres nunca escuchan el punto de vista del niño autista.

Soma cambió un futuro de estereotipias y ejercicios de repetición y lo convirtió en uno en el cual yo puedo imaginar ir a la universidad y tal vez muchas cosas más. Es posible que nunca pueda comunicarme bien verbalmente, pero tengo una computadora. La tecnología mejorará y a su vez se tornará más natural en cuanto a los tiempos y a la predicción de palabras. Puedo continuar trabajando en mi autocontrol, en mis impulsos y en mi cuerpo. Y mejoraré. Tengo esperanzas y antes no las tenía. Quiero que otras personas con autismo se sientan así de esperanzadas también. Estoy seguro de que vale la pena, caso contrario no estaría escribiendo este libro, sabiendo que ya no seré una persona anónima y teniendo en cuenta lo tímido que soy, y que tal vez me juzguen injustamente personas sesgadas. Considero que las personas con autismo, incluso las personas autistas de doce años, deben contribuir al debate en torno a la educación y el tratamiento del autismo.

Mi educación escolar
Abril de 2009

Uno de los aspectos de la teoría de Soma consiste en acelerar la educación para que nuestras estereotipias o ansiedad no se interpongan en el aprendizaje. Este abordaje rápido me ayudó a aprender a concentrarme. Los abordajes lentos me distraen. La escuela con frecuencia es lenta, y la educación especial incluso más. En una clase lenta cedo a mis estereotipias porque odio estar sentado y esperar. Me aburro fácilmente y aprendo rápido. Puede resultarme difícil sentarme tranquilo en clase, pero estoy aprendiendo y pensando. En un entorno académico lento realmente dejo de prestar atención. Eso es lo que sucedió el año pasado. Mi maestra enseñaba despacio para los alumnos que son lentos para aprender. Mi mente funciona a mucha velocidad. Entiendo rápidamente. Luego espero a que los demás entiendan también. Aquí es donde el control de mis impulsos se convierte en un problema porque no puedo simplemente sentarme en silencio. Por lo tanto, me vuelvo disruptivo. Y es entonces cuando la gente por supuesto puede llegar a concluir que necesito una clase incluso más lenta. Es una situación complicada porque yo necesito una educación avanzada, pero mi conducta no está tan bien desarrollada como mi intelecto.

Mi educación ha sido extraña. Me enseñé a leer cuando era muy joven, pero nadie lo sabía. En mi programa a domicilio, que empezó antes de que cumpliera tres años, me "educaron" durante cuarenta horas a la semana con tarjetas que contenían conceptos infantiles simples. Más adelante cuando empecé a ir a la escuela, realizaba actividades y juegos simples, pero nada académico. Miré el video del abecedario durante tres años porque supuestamente no sabíamos las letras, y matemáticas era incluso peor. Asumían que no sabía contar, cuando en realidad ya multiplicaba y dividía. Mi maestra le dijo a mi mamá que era posible que yo hiciera multiplicaciones en casa porque algunas personas autistas podían, pero que eso no quería decir que yo comprendiera lo que era un número.

Cuando estaba en cuarto grado venía un tutor a casa que me enseñaba estilos de ensayos, estudios sociales, matemática, y que me daba tareas acordes a mi grado escolar. Fue mi salvación. Mi maestra no me enseñaba nada en la escuela. Estaba perdiendo la paciencia con mis expertos, que concluían que era demasiado estresante desafiarnos con lecciones interesantes, así que en cierto modo dejó de importarme todo. Mis padres me enseñaban cosas interesantes en casa, como ciencia y literatura, pero en la escuela era como estar en prescolar y era horrible.

Esto continuó hasta quinto grado. Después me pasaron a una clase de autismo denominada de "alto funcionamiento", en la cual todos los estudiantes hablaban y tenían control sobre su cuerpo, pero trabajaban acorde a su grado escolar a una velocidad más lenta. Fue mi primera incursión en la educación académica, pero yo no encajaba allí porque aprendía de manera muy diferente a mis compañeros de clase. Me entristece decir que mi comportamiento era espantoso. Ahora me avergüenza pensar en ello, pero me sentía realmente estresado por haber ingresado de repente a ese nuevo entorno académico. Yo era el único no verbal. Nadie pensaba que yo merecía estar allí. Tenía que ir en autobús una hora y media de ida y una hora y media de vuelta porque la escuela era muy rígida y no permitía que me trasladara otro autobús que hacía un recorrido más corto pero que me dejaba diez minutos más tarde en la escuela.

Ahora en la Escuela Intermedia asisto a las clases de educación general de matemáticas y ciencia. Mis clases son muy concurridas y me cuesta permanecer sentado y quieto, pero me aceptan y mi maestra es sensacional. Luego voy a una clase de niños con autismo de "bajo funcionamiento", quienes no tengo duda son rápidos cognitivamente pero no pueden controlar su cuerpo o comunicar sus pensamientos. La maestra de esta clase es buena y enérgica, pero soy el único allí que recibe instrucción acorde a mi grado escolar en otras materias. Me siento solo porque, independientemente de dónde esté, soy el único que señala o teclea.

Cuando cursaba la escuela primaria me caía muy bien la maestra que tuve durante tres años. Ella era cariñosa y cálida y pensaba que yo era inteligente. Lo resistí porque la quería, pero eso no compensaba la falta de lecciones interesantes. Cuando su clase terminaba seguían sin enseñarme lecciones interesantes. Esto era incluso peor, porque además tenía que lidiar con una maestra con quien no sentía conexión. Era como una mala película que tenía que ver un millón de veces. Ahora la situación es mucho mejor. Estoy más interesado que nunca en la escuela. Espero que esto continúe en una dirección positiva.

Los 13 años: empezando a dejar atrás el pasado

*Como ya leyeron antes, cuando tenía doce años sentía mucho
resentimiento por todos los años de frustración silenciosa acumulada
dentro de mí. Internamente luchaba por superarme emocionalmente y
sentirme feliz, pero me resultaba necesario lidiar con mi anterior desdicha,
cuando mi autismo me impedía educarme de la manera acorde al nivel
que yo necesitaba. Cuando comencé a tener éxito en mi vida cotidiana
y a analizar más mi autismo empecé a sentirme cada vez más esperanzado,
lo que me permitió comenzar a desprenderme mi enojo.*

Inspiración
Mayo de 2009

Hace poco estuve mirando algunas retransmisiones de los Juegos Paraolímpicos de China 2008. Me inspiran. Estos atletas están en buen estado físico, y son rápidos y fuertes. Algunos no tienen pies, brazos, o tienen algún tipo de deformidad. Muchos han sufrido accidentes que cambiaron su vida por completo. Nada de autocompasión. Tal vez un poco de tristeza, pero no autocompasión. Ellos dicen, "Bueno, perdí mi pierna ¿qué puedo hacer con una? Soy un atleta con una sola pierna."

Vi a un velocista, Jim Bob Bizzell, que había perdido su pierna hace aproximadamente un año y medio. Guau. Corría tan rápido, y con tanto orgullo, y se sintió victorioso pese a haber salido segundo. Lo venció el velocista Oscar Pistorius, que no tenía piernas. Rápido, rápido, rápido. Miraba esto y pensaba cuántos años desperdicié autocompadeciéndome. Mi cuerpo es un problema para mí. No obedece bien a mi mente la mayor parte del tiempo, y lo he odiado por ese motivo. Muchas veces me rendí porque me resultaba muy difícil lograr que mi cuerpo me escuchara, y llegué a preguntarme si alguna vez lo haría.

He estado trabajando en mi cuerpo y es posible lograr un mayor control. Tendré que trabajar más arduamente en esto, al igual que estos atletas. Vi nadadores con un solo brazo o una sola pierna, y supe que a ellos no les resultó fácil llegar al lugar en el que están. Qué fácil es sentarse en el sofá a mirar televisión y autocompadecerse. Qué difícil es decir, "No me dejaré vencer por mis dificultades." ¿Por qué no yo? También puedo trabajar en mi cuerpo. Si lo intento, puedo correr, nada y trasladarme en patinete, pero para eso necesito practicar más que la media. Oscar Pistorius dijo, "Uno no es discapacitado por sus discapacidades. Uno es capaz por sus capacidades ¡Sí! Si me concentro en mis capacidades puedo fortalecerlas. Al concentrarme en mis discapacidades me estanco.

Quisiera agregar algo importante. La tendencia en la educación de personas con autismo ha sido concentrarse en las discapacidades y las carencias. Hay cosas que mi cuerpo no puede hacer independientemente de cuánto lo intente. Dudo que alguna vez pueda cantar, por ejemplo. Incluso conversar de manera verbal puede escapar mis posibilidades, pero en su lugar puedo hacer otras cosas. Puedo pensar, señalar en un esténcil o teclear. Puedo mejorar estas habilidades, mis capacidades, y volverme más independiente. Si solo me concentro en el habla me quedo atascado porque es una discapacidad, no una capacidad, como pedirles a los atletas en sillas de ruedas que se pongan de pie y corran. Esto no es una posibilidad para ellos, pero al fortalecer sus brazos mejoran lo que funciona para ellos. Ver esto resulta fácil en el caso de una discapacidad física, pero más difícil en el caso del autismo porque es un problema neurológico. Estoy determinado a luchar por esto porque es hora de expandir mis capacidades y dejar que mis discapacidades vivan en paz.

Sentidos sensibles
Mayo de 2009

Me siento tan mal en el calor. Es como estar asándome en un horno. Me resulta tan abrumador lidiar con la clase de educación física, o caminar en estos días de tantísimo calor. No sé si esto es parte del autismo. Una mamá me dijo que piensa que sí. He notado que mis compañeros de curso sufren el calor más que la media. Nuestro sistema sensorial es por demás reactivo, de modo que no me sorprendería que mi regulación del calor fuera demasiado sensible. Escucho demasiado. Veo demasiado. Supongo que me acaloro demasiado también.

Mis sentidos son fuertes. Puedo oír a través de las paredes y de otras habitaciones. Debo esforzarme para filtrar la multitud de sonidos que escucho. Las personas saben intuitivamente qué sonido es importante. Qué afortunadas, porque yo no. El aire acondicionado, el perro ladrando, la conversación, el zumbido del refrigerador...todos tienen la misma importancia en mi mente. Cuando era pequeño toda esta información era demasiado. Me agobiaba tanto que me retraía y me autoestimulaba. He aprendido a concentrarme en el habla, pero si hay dos o más conversaciones simultáneamente, me cuesta enfocarme en una. Por ejemplo, en un restaurante o en una cena el zumbido de voces es como una torre de babel insoportable para mí. Es una situación complicada en el mejor de los casos. Y en el peor, un castigo.

También me siento inundado visualmente. Es como que veo todo en primer plano y nada en segundo plano. A veces veo con visión de túnel y nada en los costados. Otras veces veo los costados y no lo más importante porque se me escapan los detalles. Esto es horrible, porque con frecuencia me lleva a equivocarme. Ahora estoy mucho mejor en ese sentido, pero muchas veces he cogido el objeto equivocado por no ver que estaba justo frente a mí. Esta es otra pista que los neurólogos deberían investigar.

Ventanas fugaces
Mayo de 2009

¿Alguna vez te has preguntado cómo se siente por dentro un niño con autismo? A fin de cuentas, no puede expresar verbalmente cómo se siente, ni escribirlo. A menudo su rostro es como una máscara o inadecuado para la situación, pero si miras con detenimiento y cuidado, podrás ver rápidamente el verdadero sentimiento que yace tras la máscara. Puede durar no más de un segundo o dos, pero aparece, aunque sea fugazmente. Es como una ventana que se abre y se cierra en un instante. Creo que la mayoría de las personas no puede verla porque sucede muy rápido y está arraigada en la máscara o en las estereotipias. Apuesto que estos destellos podrían vislumbrarse si grabaran en video a una persona autista en cámara lenta. Ahora puedo ver estas expresiones claramente. Mi mamá también. Es una mirada de tristeza, gratitud, risa, o un revoleo interno de ojos. Veo alivio si mi mamá o yo demostramos que reconocemos el estado emocional o la inteligencia de alguien. Veo fastidio si alguien es tratado como un bebé cuando ya dejó de serlo hace tiempo. Veo tristeza en los ojos de alguien si está atascado o no puede comunicar sus pensamientos. Veo esperanza en sus ojos cuando ven cómo puedo comunicarme.

A menudo, las personas no verbales somos incomprendidas pero a veces revelamos nuestros verdaderos sentimientos en esas ventanas. Es una lástima que sean tan efímeras porque por eso son difíciles de ver, pero están allí. No sé por qué son tan fugaces. Presiento que están solapadas por las estereotipias o por los efectos paralizantes del autismo, y por eso quedan enterradas. Tal vez practicando podamos aprender a demostrar más nuestros verdaderos sentimientos.

Fobias
Mayo de 2009

La mayoría de las personas autistas tiene fobias. Conozco a muchísimos niños que se sienten aterrorizados por mis perros. Tenemos tres. Todos son buenos y sociables, pero los niños sienten mucho miedo y gritan como si los perros fueran agresivos. En una época tenía una fobia con las duchas pequeñas. Allí dentro mis sentidos se abrumaban, y sentía como una claustrofobia intensa. Mi mamá y mi papá me enseñaron a lidiar con esta situación y ahora estoy bien. También me daban miedo los caballos, la oscuridad de la sala del cine, y los juegos del parque de diversiones. Quería subirme a ellos, pero sentía tanto pánico que no podía. Se asemeja mucho a un ataque de pánico. Está mejorando ahora que siento que tengo mayor control sobre mi vida, aunque todavía hay muchas cosas que no me animo a hacer.

Juegos, juego simbólico y teoría de mente
Mayo de 2009

No me gustan los juegos. No logro entender por qué el juego Sorry, las cartas, el juego de damas o Monopoly son entretenidos. Trato de imaginarme cómo los demás pueden disfrutarlos. Pienso que en cierto modo a mi cerebro le falta la conexión de los juegos. He practicado suficiente, créanme. Me gustan los juegos de palabras o los juegos que son interesantes visualmente más que los juegos de mesa. El juego simbólico tampoco me resulta entretenido. Me resulta algo estúpido. No me gusta interpretar un rol o actuar. Hablo poco, así que no socializo a ese nivel. También tengo un control deficiente de mi cuerpo ¿Cómo podría simular que soy un astronauta, un doctor o lo que fuera? Deambulo y aleteo, y esto irrita a los demás niños.

Ahora ya soy demasiado mayor de todos modos, lo cual es algo bueno porque detestaba mis ejercicios de juego simbólico en ABA. Me daban un guion y animales de granja de plástico que tenía que poner en el granero de juguete. Nada simbólico, solo juego guionado. Tengo imaginación. Escribo historias creativas y pienso historias en mi cabeza. Es algo que puedo hacer hablando poco y con un control deficiente de mi cuerpo. El problema es que muchos especialistas en autismo llegaron a la conclusión de que yo, y otras personas con autismo, carecemos de teoría de mente porque no jugamos a la Guerra de las Galaxias o lo que fuera. Supongo que les resulta difícil imaginarse lo aburrido que es el juego simbólico si no puedes hablar, controlar tu cuerpo o proponer tus ideas.

Creo que puedo imaginarme sus teorías y cómo llegaron a sus perspicaces conclusiones en lugar de imaginarse a personas inteligentes atrapadas en un cuerpo que no les obedece. Me siento afortunado de haber podido salir de mi aislamiento. Es como si hubiera sido liberado de una solitaria isla desértica. La isla contaba con suficiente comida e insumos, pero no eran los insumos correctos para ayudarme. Era horrible. Yo intentaba construir una balsa, pero solo lograba armar una mesa o una lámpara. Lo que intento decir es que no abordaba en absoluto mis necesidades. Solo pude sentirme un poco más esperanzado cuando mi mamá vio que podía escribir, pero el barco estaba demasiado alejado de la costa. Tras esto, Soma me ayudó a construir una balsa y mi familia la mejoró para convertirla en una balsa capaz de flotar en cualquier lugar: en la escuela, en fiestas, en la cena, o en el automóvil. Siempre resulta útil construir una balsa que sea adecuada para navegar en el océano. Todavía me encontraría en mi isla desértica y sin balsa si no me hubieran brindado comunicación, ejercicio físico o respeto. Soy prueba viviente de que la comunicación es la clave. Nada de lámparas ni mesas que lucen bonitas pero que me retienen en la isla.

Supongo que tengo algo de imaginación porque me he imaginado esto. No creo que mis expertos puedan imaginarse la realidad, y considero que deberían realizar ejercicios repetitivos de juego simbólico para volverse más empáticos y mejorar su teoría de mente al menos a mi nivel.

Mala conducta
Mayo de 2009

Tras haber pasado tantos años sin estar totalmente presente, me resulta muy fácil viajar a mi mundo interno de estereotipias cuando me siento estresado. Si quiero huir del estrés, lo único que tengo que hacer es meterme en mi cabeza para disfrutar el deleite de sus luces sensoriales. Allí me vuelvo distante porque es un lugar muy alejado del mundo real, de modo que me resisto a trabajar y no puedo detener mi conducta. Para ser franco, me organiza escribir y analizar mi afección. Hace poco dejé de escribir porque pensé que mi libro ya estaba listo, y al poco tiempo retomé viejas conductas que no había exhibido en años. Es bueno saber que necesito escribir sobre mis sentimientos para tener más autonomía y conciencia propia. Es como una terapia de conversación. Necesito hacer ejercicio, tocar el piano y escribir para mantenerme concentrado en la realidad. De lo contrario me quedo dando vueltas como un remolino en mi mundo interno. Es muy, pero muy sencillo para mí volver a ese lugar, pero es una prisión y no quiero regresar allí. Debo aferrarme a mis logros para vencer este deseo interno de autoestimularme para así intentar llevar una vida normal. Mi progreso no es una línea recta. Al escribir me doy cuenta de las cosas en las que debo trabajar. Continuaré escribiendo mi historia para mí, porque ahora puedo ver que escribir es sanador.

Problemas de comunicación
Mayo de 2009

Me doy cuenta de que algunas preguntas siguen sin tener respuesta. Estoy seguro de que la mayoría de la gente sentirá especial curiosidad por mi independencia al comunicarme. Ya he explicado cómo necesito que me ayuden para poder mantenerme concentrado en una tarea. Mi tiempo de atención es extremadamente corto. Mi mente va rápidamente de una cosa a la otra todo el tiempo. Por dentro me esfuerzo en evadir los pensamientos que me distraen y los impulsos. Cada ruido representa un verdadero desafío a mi concentración, así que me apoyo en otras personas para que me ayuden con eso. Ojalá pudiera decirle a mi cerebro, "¡Deja de zumbar tanto!" ...pero es una batalla perdida. Debo aceptar mi estilo de razonamiento. Después de realizar ejercicio físico mi cabeza se calma un poco y eso me da un respiro. A pesar de ello, necesito ayuda con mi atención, y es por ese motivo que siempre hay alguien cerca de mí cuando señalo o tecleo en la escuela. Pero lo que deben entender es que estas personas no escriben por mí. Son mis pensamientos y los de nadie más.

Cuando utilizo un esténcil de letras no soy yo quien lo sostiene por una serie de motivos. Primeramente, no soy coordinado. Me resulta difícil sostener derecho un esténcil de letras con mi otra mano. Lo he intentado y simplemente no puedo hacerlo. Me pongo nervioso. Ni siquiera sostener derecho un libro para poder leerlo está dentro de mis posibilidades. No puedo sostenerlo quieto por mucho tiempo, y dar vuelta a las páginas de a una por vez es una tortura. Por esa razón, prefiero los libros audibles o alguien que me lea en voz alta. Esto me entristece. Me encanta leer, pero las palabras en mi cabeza compiten con las palabras escritas, y así no hay modo de que pueda leer un libro completo. Con esto quiero decir que mi cabeza está repleta de palabras escritas todo el tiempo. Veo cada palabra deletreada en mi cabeza en cada idioma que conozco. Leer libros divididos en capítulos envía muchas más letras a mi sistema. A veces puede ser abrumador, y por ese motivo prefiero escuchar la literatura.

Ojalá no tuviera que depender tanto del apoyo externo de los demás, pero es así y estoy resignado. No obstante, sigo intentando superarme. Es como una especie de maldición porque las personas autistas necesitamos muchísimo apoyo para funcionar y salir de nuestra prisión silenciosa. Entonces mucha gente no puede ver nuestro potencial, solo nuestros fracasos y limitaciones. En muchos casos hasta se nos niega un apoyo mínimo para la comunicación, y cuando esto sucede no podemos salir en absoluto. Es tan triste ver lo incomprendidos que son mis amigos todo el tiempo.

Cuando tecleo nadie sostiene el teclado por mí, pero tiene que estar sobre una mesa. Me estoy acostumbrando a esto y me volveré más hábil, pero aún necesito a alguien cerca para que me ayude a mantenerme concentrado o evitar que me escape a mi mundo interno, lo cual para mí es muy fácil porque allí no hay demandas y el subidón es equivalente al de una droga.

Me preguntaron cómo escribí este libro, es decir, cómo compuse mis ensayos. He pensado sobre mi afección durante largo tiempo. Me he preguntado sobre mis comportamientos y he analizado mis actos durante años, de modo que gran parte de ellos ya estaban compuestos. El libro ya estaba listo para ser escrito, y fluyó a través de mi mano como una especie de alivio.

Ansiedad social
Mayo de 2009

Si parezco desinteresado en las personas, no se debe a mi falta de habilidades o a que no comprendo el comportamiento social. Se debe a mi timidez y a mi ansiedad. Soy tan tímido que interfiere permanentemente con mi habilidad de socializar. Es cierto que me siento abrumado sensorialmente, pero a menudo me abruma la timidez. Esto hace que me retraiga, o que me ponga a ver la televisión o a autoestimularme. Cuando la interacción es uno a uno no me resulta tan difícil. Desafortunadamente, esto lleva a las apersonas a pensar que no me interesan los demás, cuando en realidad es lo contrario. Me importan las personas, pero soy tímido al punto de sentirme mejor escondiéndome que socializando. Si a esto le sumas mi problema del lenguaje y la dificultad para controlar mi cuerpo, son más los motivos para sentir timidez. Ahora no es tan malo como antes. En ese entonces realmente quería retraerme. A veces cuando era pequeño incluso me escondía en mi armario, o subía mi camiseta para ocultar mi rostro cuando tenía que estar con personas que no conocía y me hacían sentir incómodo. Ahora ya no hago eso, pero la ansiedad persiste.

Me preocupa que la gente concluya que soy tan discapacitado que no valgo la pena el esfuerzo. Comprendo que no tengo que demostrarle a todo el mundo que estoy bien en mi propia manera idiosincrática. Las personas o me aceptan o no. Todas las personas tímidas pueden empatizar conmigo y con mis temores. Sé que no soy la única persona que tiene ansiedad social, que es algo bastante común. El problema es cómo los demás interpretan mi timidez. En mi caso, los expertos deducen que debido a mi autismo no soy una persona sociable y que prefiero los objetos a las personas. Esta es una gran falacia.

Imagina estar atrapado en silencio dentro de un cuerpo con control deficiente y una ansiedad paralizante ¿No tiene acaso lógica retraerse en un contexto así? Si los expertos solo reparan en mis conductas externas y no en su causa, resulta claro por qué terminan asumiendo que no me interesan las personas. Pero las personas se retraen socialmente por diferentes motivos: timidez, vergüenza, tristeza, problemas de comunicación y ansiedad, y esto es cierto también para las personas normales. Yo jamás concluiría que las personas tímidas prefieren las computadoras o los libros a las personas. Con estos objetos se sienten más seguras porque no pueden herir sus sentimientos. Es por ese motivo que una persona autista se retrae en sus autoestimulaciones o escondiéndose. La solución es tener paciencia, brindar apoyo con amor, y aceptar y respetar a la persona autista.

Subestimado
Julio de 2009

A un amigo mío que tiene seriamente afectada su capacidad de expresarse lo picó un insecto y esto le causaba mucho dolor. Su mamá señaló que el pobre muchacho estaba sufriendo y que él no podía entender por qué. A mí no me cabe en la cabeza cómo un padre o una madre pueden siquiera asumir esto. Lo horrible que es lastimarse físicamente, y sumarle a esto el dolor emocional de que piensen que eres tan básico que no puedes comprender por qué sientes dolor físico. Cada vez que escucho una historia como esta siento la necesidad de lanzar mi libro. Este es un malentendido innecesario, y es trágico.

Se me cruzó por la cabeza que esta cariñosa mamá se sentía así porque le habían enseñado que su hijo no entenderá un concepto hasta que pueda demostrarlo en sus ejercicios de repetición. Esto se basa en la teoría de que aprendemos mejor en pasos y en orden secuencial. Si el

Ejercicio de Repetición Uno no se domina, entonces los demás deben esperar y quedan fuera de alcance, y el dominio de dichos ejercicios queda "demostrado" a partir de la precisión al señalar tarjetas.

La mente no es tan lineal. Tiene sus baches, incluso las mentes normales. Por ejemplo, alguien puede ser el genio de las matemáticas, pero malo a la hora de aprender idiomas, o el genio de los idiomas y pésimo en matemáticas. Mi tía se queja de no tener sentido de orientación y de que siempre se pierde, pero es inteligente en otros aspectos. Si ella tuviera que dominar la habilidad de orientarse antes de poder aprender música, ciencia o geometría, pensaríamos que es ridículo. Eso es exactamente lo que sucede en la educación de personas con autismo. No podemos aprender ciencia hasta no dominar nuestros ejercicios de repetición. No podemos dominar nuestros ejercicios de repetición si nuestro cuerpo no escucha las órdenes que le da la mente, y así es como dan por sentado que no sabemos absolutamente nada.

En mi caso particular, de niño tenía una maestra que le dijo a mi mamá que yo no entendía que me había portado mal cuando me había portado mal. Le dijo a mi mamá que no insistiera en corregir mis errores o en que me disculpara ante los demás. Le dijo en mi presencia que hacerme pedir disculpas no era una buena idea porque yo no comprendía mis actos y que no podía distinguir lo que estaba bien de lo que estaba mal. Esto fue un alivio temporal de responsabilidad, pero estaba totalmente equivocada. Yo sabía exactamente por qué mi mamá se enfadaba por la manera en la que me comportaba, y me molestó que mi maestra subestimara tanto mi intelecto.

La mente es un mundo complejo que recién ahora estamos comenzando a explorar. Es posible que alguien parezca extraño, que se autoestimule, que su cuerpo no le responda o que no pueda hablar, y aun así ser inteligente. Yo creo que ese potencial existe en mi amigo, de la misma manera que existía en mí antes de poder comunicarme.

Una especie de parálisis
Noviembre de 2009

He estado pensando mucho en mi falta de responsividad. Es casi como si fuera una especie de parálisis, excepto que, gracias a Dios, no estoy paralizado. Pero aun así considero que es como una parálisis de respuestas intencionales. Le digo a mi mano que se levante en clase, a mi pie que corra, o a mis dedos que se muevan en el piano, y sin embargo no me escuchan. O no se mueven, o se mueven mal. Está todo realmente averiado. Vivo en un mundo en el cual mi cerebro está en cierto modo únicamente para pensar, y mi cuerpo necesita que lo orienten y no puede obtener el aporte que necesita del cerebro. El cerebro le brinda orientación a las estereotipias, las cuales son estúpidas, un sinsentido y una mera distracción de la vida, no una herramienta para subsistir.

No estoy paralizado para sacudir cintas, para deambular, o cosas por el estilo. En ese sentido soy lo opuesto a estar paralizado. No puedo lograr que mi cuerpo deje de moverse, pese a que lo deseo. Es toda una ironía. Mis señales se confunden. Si quiero moverme, me quedo varado como el tocón de un árbol, y mi cerebro se queda pensando en lo que quiere que mi cuerpo haga. Y ahí termina todo. Se queda pensando, sin responder.

En otras palabras, ¿de qué me sirve mi libre albedrío si soy como un hombre inteligente dentro de un chaleco de fuerza? Parece una existencia triste desear moverse y saber que el azar determinará si poseo o no la conexión que me permitirá hacerlo en ese momento. Hago rodar los dados— reacciono, no reacciono, o me autoestimulo sin parar. Si gano, hago lo que quiero hacer. Si pierdo, soy un tocón, o un semi tocón descoordinado, o me veo obligado a autoestimularme involuntariamente.

Estas son mis opciones, y detesto que sea sí. Esta situación mejora con un buen estado físico y con ejercicio, pero tan lentamente que no creo que alguna vez pueda controlar mi cuerpo de la manera que deseo. Me resisto a la tentación de desesperarme porque realmente quiero liberarme. Es mi responsabilidad liberar mi alma. Espero que algún día mi cuerpo sea libre también.

Procesamiento del lenguaje
Diciembre de 2009

Es erróneo pensar que las personas autistas no verbales no procesan el lenguaje. Como dije antes, yo entendía todo siendo un niño autista no verbal. Esta teoría incorrecta postula lo siguiente: hablar equivale a entender ¡Díganselo a Stephen Hawking!

No es justo asumir que las personas autistas no verbales piensan de manera limitada porque no cuentan con los medios para comunicar sus pensamientos. Incluso algunas personas autistas verbales lo afirman. No se trata de un problema de procesamiento del lenguaje. Es un problema de motricidad. Soma nos está enseñando a comunicar los pensamientos que antes pensábamos en silencio. Ella no nos enseñó a procesar el lenguaje. Tampoco lo hicieron las tarjetas de ABA. Ella me ayudó a encontrar la manera de sacar lo que ya se encontraba dentro de mí.

Estoy seguro de que a medida que más y más actitudes se adapten a esta nueva información, muchos más niños autistas se recuperarán repentinamente de sus déficits en el procesamiento del lenguaje receptivo. Ja ja ja.

Reconociendo el peligro
Diciembre de 2009

¿Por qué los niños con autismo parecieran hacer cosas peligrosas? Muchos expertos afirman que no tenemos criterio. Esto no lo sé. Sí sé que muchas veces he molestado a mis papás haciendo cosas impulsivas. Me resulta difícil refrenar mis impulsos. Es como no comer postre o algo que desees, multiplicado por diez. Te dices que no debes hacerlo, y sí lo haces.

Veo a niños típicos hacer cosas impulsivas también, como por ejemplo trucos peligrosos en sus bicicletas. No siempre tiene que ver con ser estúpido o despistado. En el caso del autismo es otro problema relacionado con el control corporal.

El tráfico resulta visualmente estimulante. Es posible que a algunos niños los incite a moverse en su dirección. Eso no lo puedo explicar, pero he sentido el impulso de salir corriendo de repente. Puede llegar a suceder en un momento inoportuno, pero el impulso es tan fuerte que puede sentirse imposible de resistir. No se debe a ignorancia o a idiotez, sino a los impulsos y a un control corporal demasiado débil como para frenarlos. No importa por qué. Todavía necesitamos supervisión para estar fuera de peligro.

La maldición de la autocompasión y el don del autismo
Enero de 2010

Sé que muy a menudo me dejo llevar por la autocompasión. Me resulta mucho más fácil sentirme desdichado que alegre. Sin embargo, vivir en la desdicha no es vida. Creo que estar deprimido es mucho más fácil que ser optimista, porque el optimismo demanda esfuerzo cuando la vida se pone difícil, mientras que la depresión no requiere nada de trabajo. Es interesante ver cómo la depresión de una persona lleva también a deprimir a todas las personas a su alrededor. Es como una enfermedad contagiosa, de modo que los que somos propensos a la tristeza debemos trabajar en ello, si no es para mejorar nuestra propia vida entonces para ser considerados con quienes tienen que estar con nosotros. La pregunta es: ¿qué ayuda a combatir la tendencia a ser autocompasivo y dependiente?

No guarda relación con tener una vida más fácil. Mi abuela tuvo una vida súper difícil pero la mayor parte del tiempo está alegre. Creo que mucho de esto tiene que ver con las expectativas. Si piensas que la vida está en deuda contigo no puedes apreciar lo que tienes. Siempre me he comparado con los niños típicos. Me limitaba a mí mismo por los celos y de ese modo me perdía los placeres de la vida. Yo no veía que sus vidas no eran perfectas. Tenían un cerebro típico, pero tal vez yo tenía algunas cosas que ellos no, como un hogar, una familia, o mi espíritu.

La manera de apreciar tu buena fortuna es tomando conciencia de tus bendiciones. Me siento afortunado de poder comunicarme. No lo doy por sentado. Tengo la suerte de ser más independiente y más fuerte de lo que alguna vez creí posible. Me doy cuenta de que odiar tu vida te condena a la desdicha, incluso si la vida que tienes es difícil. La realidad es que no necesito ser normal para que mi vida tenga sentido. Necesito contar con la libertad de pensar, amigos y una familia que me quieran, y reconocer que ninguna vida es perfecta. Pese a una afección que desearía no tener, en verdad pienso que mi vida es mejor que la de muchas personas.

Es mi trabajo combatir mi autocompasión recordando que no todo es malo. De hecho, aunque deteste admitirlo, el autismo me ha dado muchas cosas buenas también. El silencio en el que viví me ha enseñado a pensar profundamente sobre las cosas. He aprendido a observar y entender a las personas y a sus emociones, y me doy cuenta de que mi afección no es el fin. Es simplemente un desafío que ahora sé que puedo enfrentar. El secreto de la felicidad debe residir en combatir la autocompasión.

Héroe
Febrero de 2010

Conocí a un héroe de verdad ¿Cómo sé que es un héroe? Se atreve a hacer cosas valientes aunque ello comprometa su seguridad. Ha salvado muchas vidas en batallas, en operaciones de rescate, ha liberado a personas de tierras oprimidas, luchado contra el terrorismo y por las personas con discapacidad.

¿Cómo es posible que una sola persona asuma tanta responsabilidad? Es difícil saber de dónde proviene tanto valor, pero pienso que está presente en todos nosotros si nos permitimos ser valientes. Creo que algunos héroes asumen que cualquier persona haría lo que ellos hicieron porque para ellos es normal hacer cosas asombrosas. Otros reaccionan en un momento sin pensar. Algunas personas son héroes una vez, y otras una y otra vez.

Me resulta inspirador conocer a un hombre que no eligió el camino cómodo o fácil. Optó por otro camino. La realidad es que los héroes se forjan en situaciones que demandan personas excepcionales. Si podemos enfrentar nuestros miedos, somos capaces de hacer cosas que jamás creímos posibles. Debemos darnos cuenta de que los héroes a veces tienen miedo o reticencia, pero hacen lo que tienen que hacer porque así lo han decidido. En mi opinión, no se trata de tener el gen de héroe, sino de decidir como un héroe.

Dios y el sufrimiento
Marzo de 2010

Estuve pensando en Dios y en el sufrimiento. Necesitamos verdaderamente a Dios cuando sufrimos por dentro. Allí es cuando Dios parece ser una presencia distante. A menudo sentía que Dios no escuchaba mis plegarias porque no mejoré y ese era mi mayor anhelo. Recé y Dios no me envió una cura, de modo que me hice la idea de que yo no le importaba.

Es una reacción común. Una respuesta a nuestra súplica ayuda porque nos cansamos de sufrir y esperamos un poco de alivio. Creo que Dios no lo ve de esa manera. No nos ayuda simplemente porque creemos que debería hacerlo. Pienso que Él nos ayuda a Su manera y a Sus propios tiempos.

La persona religiosa puede sentirse traicionada por Dios, pero Dios está y escucha nuestras súplicas. Dios no está para conceder deseos. Él satisface esperanzas, canalizando en nuestras almas las esperanzas que de otra forma no serían advertidas.

Hablé con Dios para que me curara. No me curó, pero me inculcó determinación para poder ayudarme a mí mismo y a otras personas autistas. Me brindó una manera de expresar mis pensamientos y de relacionarme con la gente. Me ayudó a ver que el autismo no es el fin de mi esperanza sino un desafío.

La realidad es que todas las personas se enfrentan a desafíos en algún momento. La persona que puede parecer muy feliz por fuera puede estar sufriendo por dentro. Todos tenemos pesares — la muerte de un ser querido, una lesión, un delito, y un millón de otros pesares — algunos grandes y otros pequeños. La tarea que enfrentamos es seguir adelante y tener esperanza. Lo que quiero decir es que tenemos que encontrar la fortaleza para enfrentar nuestro sufrimiento y luchar por la vida. Esta fortaleza la obtenemos de nuestros seres queridos, pero también en la esperanza de que Dios nos ampara. Él nos ayuda a saber que no tenemos que permanecer atrapados para siempre. Esa es la promesa de Dios: una mejor posibilidad.

Es una batalla difícil. Lucho a diario contra mis dudas y mis demonios, pero tengo total certeza de que la esperanza es como un indicio de la presencia de Dios ¿De qué otro modo obtendríamos este alivio si no fuera gracias a Dios? Considero que las cosas horribles parecen peores sin esta esperanza que promete un mañana mejor. Resulta necesario darse cuenta de que nuestro sufrimiento nos lleva a una esperanza tranquilizadora a través de nuestro amor a Dios.

También considero que lidiamos con nuestro sufrimiento obligándonos a ver las bendiciones de Dios alrededor nuestro. Cuando sufrimos lo único que vemos es el dolor en el mundo y en nosotros mismos. Yo veía que mi sufrimiento era consecuencia de un mundo cruel. Si veía una película sobre la naturaleza, veía al depredador y a su presa desenvolviéndose en un sistema cruel donde había un ganador y un perdedor.

Es mucho más complicado que eso, aunque sí es cierto que es una competencia para sobrevivir. Los animales no matan a modo recreativo. Matan para vivir. En el reino animal, un león se muere si no puede cazar una cebra. La cebra muere si hay muchas de ellas. Existe un sistema que apoya tanto al león como a la cebra en una especie de relación de supervivencia. Ahora no me parece una situación tan cruel para la cebra, sino que esto le permite a la manada mantenerse fuerte y vivir, así que lo que intento decir es que el mundo no es solamente cruel. Puede haber un beneficio detrás de algo que parece horrible.

Luchar contra la adversidad nos vuelve fuertes. Mi situación me ha enseñado a señalar en un esténcil de letras. Decir lo que quiero me demora mucho tiempo. Por otro lado, esto me permite pensar en lo que digo y no desperdicio mis palabras. Esto es como canalizar mis pensamientos en una corriente clara. En cierto modo es como un don, aunque detesto el problema del habla.

La realidad es que muchas de las cosas que las personas dicen no tienen sentido. Dicen de manera inmediata lo que les viene a la mente. Al no elaborar sus pensamientos estos se vuelven dispersos. Estar en silencio no es solo una maldición. Es una bendición poder pensar por dentro y decir lo que es importante, así que algo malo puede también ser una oportunidad. Es nuestra determinación interna lo que mantiene encendida nuestra esperanza y lo que nos permite convertir el sufrimiento en una oportunidad y en una misión.

El mundo está lleno de tristeza, y encontrarla es fácil: enfermedades, guerras, muerte, terremotos y tsunamis, y justo cuando sientes que estás rodeado de tristeza llega la primavera y el mundo florece, se llena de vida, y es como un milagro de la vida.

El mundo es alegría y pesar, y tendemos a ver la alegría como una bendición y al pesar como una maldición. Nos esforzamos por encontrar alegría y conservarla, pero el sufrimiento que enfrentamos también forma parte del sistema de la vida. Es el sufrimiento lo que obliga al mundo a mejorar, y lo que nos recuerda apreciar las bendiciones que tenemos.

Montaña rusa emocional
Marzo de 2010

Mis emociones son como una fuerza que se apodera de mí por completo. Pueden ser sentimientos buenos o malos. Me pongo alegre, y tras esto me pongo tan alegre que la situación se torna en una montaña rusa de tonterías, y me echo a reír o a autoestimularme incontrolablemente. Esto puede asustarme un poco. Se apodera de mí muy rápidamente. Trato de resistirlo. Es como detener una roca rodante. Es más poderosa que yo, así que me dejo llevar. No puedo detenerla yo solo. Necesito que alguien me calme de alguna manera. Preciso caminar o retirarme para volver a tomar el control.

Siento alivio cuando retomo el control. Estar en una montaña rusa emocional es una sensación abrumadora. Me entristece tanto estar tan atrapado en mi cuerpo en esos momentos. Y en ese entonces es fácil darse por vencido.

Por otro lado, solía ponerme tan triste que lloraba apesadumbrado durante horas. Era lo peor. Me ahogaba y no podía escuchar a la persona que trataba de ayudarme. Era más que depresión. Estas emociones eran la misma montaña rusa, con la diferencia de que bajaba en picada hacia la tristeza en lugar de a la alegría absurda.

Es la afección más estúpida. A veces estoy inmerso en una montaña rusa emocional pero no puedo lograr que mi rostro exprese voluntariamente mis sentimientos. Deseo sonreír cuando me encuentro con alguien, pero en su lugar me quedo sentado con una expresión impasible, y cuando las emociones son intensas demuestro demasiado. Es horrible, pero sé que lograré superarlo un poco con la práctica. Es importante porque la manera en la que actúo afecta el modo en el que me tratan las personas.

Clases regulares
Mayo de 2010

Curso todas mis materias académicas en las clases regulares. Asisto a las clases regulares de Historia, Matemáticas y Ciencias que comienzan en el primer período. También me dan trabajo acorde a mi grado escolar en Lengua, pero me quedo en la clase de alumnos con autismo para hacerla. Debo acostumbrarme a permanecer sentado y quieto todo el día, y no estoy listo para cuatro clases regulares. Sentarse y escuchar es una habilidad. Debido a que mi cuerpo se comporta de manera errática, la mayor parte del tiempo estoy concentrado en mi autocontrol. Es agotador, y hago lo mejor que puedo para que mis días sean buenos.

Mi actitud es clave. Combato mis estereotipias como si fueran la peste, pero a veces fracaso. Esto me ha obligado a ver realmente mi comportamiento en términos de cómo los demás reaccionan ante mí. A veces soy ruidoso y los niños me miran. Me avergüenza y detesto tener tan poco control. No estoy siendo idiota a propósito. Solo lo hago para descargar mis sentimientos. No tengo una manera disimulada de hacerlo. Es difícil ser sutil cuando no tienes buen control corporal. Aunque veo que otros niños hablan y se comportan de manera disruptiva, sé que no son tan disruptivos como yo cuando hago ruidos.

Hago el mismo trabajo y sin ninguna modificación tanto en mis deberes para el hogar como en los contenidos de mis exámenes, aunque a veces me retiro del salón o me dan un poco de tiempo extra porque señalar es muy lento. Estoy orgulloso de haber obtenido una buena libreta de calificaciones este año. Me ha tomado un tiempo acostumbrarme a estar en una clase regular después de estar tantos años en una clase de preescolar para personas con autismo. Me hace sentir nostalgia por la época en la que no hacía nada en todo el día. Ja ja ja.

Lo que intento decir es que lo que una maestra enseña lo es todo. Una maestra me enseña sobre respiración celular y sobre cómo la vida se estructura en células. Otra me enseña sobre el Renacimiento y la situación durante la Europa medieval, y otra me enseña álgebra o habilidades aritméticas. Como contrapartida, lo que me enseñaban antes era: encontrar juguetes en la masa Play Doh, repasar qué día de la semana es y cómo está el clima todos los días, y yo arrancándome los pelos por no aprender absolutamente nada año tras año, esperando que algún día llegara el fin de esta tortura. Aprender en la escuela es una verdadera bendición. No lo doy por sentado.

Creo que debo acostumbrarme a ser un pionero. Al principio me sentía muy acomplejado por molestar a los demás niños, y avergonzado por no poder hablar o ser normal, pero esas son cosas sobre las cuales no tenía ningún tipo de control. Tuve que aceptarme para poder calmarme, e ir a terapia me ayudó mucho a aceptar más mi afección. Ahora no me siento avergonzado. Me siento orgulloso de que esta horrible afección ya no me priva de mi derecho a aprender. En líneas generales, percibo que mi rol es el de un líder en autismo en el sentido de que intento que las personas autistas no verbales puedan acceder a una educación de verdad de una vez por todas.

En las clases regulares me siento solo, eso es un hecho. No encajo con los niños típicos porque me resulta imposible seguir el ritmo de la conversación, así que no podemos bromear juntos. Pienso en chistes graciosos todo el día, pero yo soy el único que termina riéndose de ellos.

Algunos niños de mi edad también son verdaderamente inseguros. Debido a que no soy normal, juntarse conmigo no los ayuda a ser más populares, así que me irrita que me rechacen por ser raro. Ellos son normales. Mi vida es un mayor desafío, pero realmente no me caen nada bien las personas superficiales.

Otros niños son más bondadosos. Me dicen "hola" y hacen trabajos grupales conmigo y me tratan bien. Estoy comenzando a sentirme más relajado alrededor de los niños típicos, así que asistir a las clases regulares ha despertado mi interés en expandir mi mundo. Necesito vivir en el mundo normal. No puedo esconderme en mi caparazón social del autismo, autoestimulándome y permaneciendo en una clase de niños con autismo. Eso es privarme a mí mismo de la vida que deseo. El boleto para salir de mi atascamiento fue la habilidad de comunicarme. Es obvio que las personas autistas sin comunicación no pueden asistir a una clase regular. La solución no es matarlos de aburrimiento. Es ayudarlos a aprender a comunicarse — hola. Así que en su debido momento, no seré el único raro en mis clases. Eso espero.

Naturaleza
Mayo de 2010

Me encanta estar en la naturaleza. Los entornos ruidosos me enfurecen por dentro. Es algo bastante horrible porque mi sistema sensorial se abruma con demasiada facilidad. Puedo tolerar un juego de béisbol si tengo mis auriculares puestos, o comer en un restaurante. No me resulta sencillo tolerar el barullo, pero lo hago.

En la naturaleza solo se escucha el reconfortante sonido de los pájaros o del viento en los árboles, o las olas del mar. Allí es como que me recupero del caos interno causado por el ruido y el alboroto. También me encanta la belleza natural de los escenarios naturales. A menudo realizamos caminatas con nuestros perros en nuestra reserva local abierta. Allí es tan encantador con las ondulaciones de las colinas, los robles, y el césped nativo meciéndose con la brisa.

Me encanta el mar. Allí me siento extasiado. El agua es tan fría. La arena es tan cálida, y el olor salino tan agradable. Miro las olas y me conecto con la naturaleza. Es tan cautivador, pero a su vez me hace perderme demasiado porque también me motiva a autoestimularme.

También siento un profundo amor por las montañas. Rara vez me siento más feliz que cuando estoy en la montaña, haciendo senderismo o piragüismo, o nadando en sus lagos. Estar en un lago es algo espiritual, flotando en la piragua, rodeado de belleza. Me recuerda que soy pequeño e insignificante en la naturaleza, y sin embargo también parte de ella. Duermo bien en la montaña.

Aceptando mi afección
Mayo de 2010

Aprender a aceptar mi afección ha sido un largo calvario. Lo intenté deseando que se fuera, rezando que se fuera, e imaginándome cómo sería mi vida sin autismo. Déjame decirte que esto es una fórmula para la tristeza. Ay, estoy tan cansado de vivir en un cuerpo que no puedo controlar, pero detesto admitir que tal vez nunca sea capaz de lograrlo. Por lo tanto, lo mejor es aceptar mi realidad y seguir adelante. Esto implica que puedo aceptar algo que detesto. Pero si no lo acepto me quedo atrapado en la desdicha.

Veo a otras personas que han aceptado sus desafíos con valentía. Uno de mis primos se lesionó la columna durante su primer año en la universidad. Está paralizado de la cintura para abajo. Él ha podido seguir adelante y terminar la universidad, y hoy en día es un atleta de alta competición en un deporte en silla de ruedas. Yo trato de seguir adelante de la misma manera. En algunos aspectos es más difícil porque mi discapacidad no es física. Yo soy un desastre neurológicamente y por dentro. Visualizo mis metas, y a menudo mi cuerpo se niega a escuchar.

Aunque ahora me siento más en paz con esto, creo que necesito trabajar más en aceptarme como soy. De lo contrario sigo siendo así, pero sintiéndome más triste. Puedo ver cómo mi cuerpo mejora cuando realizo ejercicio físico. Esto me da esperanza. Al igual que la mayoría de las personas autistas, yo no estaba en forma. Esto ya no es así, y mi objetivo es fortalecerme. Es una decisión, y debería creer que puedo tener una buena vida con una afección terrible. Ataco las dudas. Debo ganar. Eso puedo verlo.

Es algo curioso. Todo el mundo admira a las personas que superan sus discapacidades, como Helen Keller, Stephen Hawking, y otros atletas en los Paraolímpicos ¿Dónde obtuvieron la fuerza de voluntad para combatir la tristeza y triunfar? Ellos tuvieron que decidir vivir de la manera que son, estar dispuestos a intentarlo pese a las dificultades, tener el coraje de ser diferentes, convirtiendo estos intentos en logros.

Estoy seguro de que Helen Keller tuvo días malos y se sintió desesperanzada. No obstante triunfó. Ella nunca se curó. Nunca jamás pudo ver o escuchar, pero tuvo un impacto en el mundo. Ella demostró que con determinación y los maestros adecuados estar en silencio y a ciegas en confinamiento solitario no pudieron impedirle ser libre.

Es posible que esta afección me acompañe siempre, pero cada vez estoy más cerca de aceptar que forma parte de mí. Continuaré trabajando en esto porque necesito ser feliz. Si acepto que puedo realizar ejercicio físico, practicar piano y escribir, y que esto mejora mi ánimo y mis habilidades, eso ya es muchísimo. No necesito una cura milagrosa para vivir bien, pero debo perseverar y seguir intentándolo, tal como lo hizo mi primo.

Tener que luchar tanto es abrumador, pero ¿qué otra alternativa me cabe? Si me quedo en la tristeza, estaría doblemente atrapado porque además de mi afección estoy triste. Considero que el modo en el que enfrento mi afección es clave. No necesariamente te tiene que gustar tener autismo para aceptarlo.

Ojalá estuviera bien. Ojalá no tuviera que luchar tanto. Ojalá pudiera hablar. Ojalá mi cuerpo obedeciera a mi mente. Son muchas las cosas que deseo, pero SÉ que puedo vencer mis limitaciones. Es decir, vivir con calidad de vida pese a enfrentar un gran desafío.

Para conseguirlo, es muy importante no dejarse llevar por la autocompasión. El mundo tendrá que encontrarme a mitad de camino. El primer paso es aceptar que soy una persona con la mente y el alma intactas. Después será responsabilidad mía hacer lo que tenga que hacerse para vivir plenamente.

Aunque va más allá de eso. Todos los días veo adolescentes que luchan por aceptarse y gustarse a sí mismos. No tienen autismo ni ninguna otra enfermedad perceptible, pero la pasan mal tratando de tener una imagen cool. Es interesante porque no podrán gustarse tal como son si intentan desesperadamente encajar en un grupo que no los acepta así como son.

Esto significa que deben ajustarse a una norma que nada tiene que ver con quiénes son sino más bien con cómo se visten o con su modo de hablar — como decir groserías permanentemente, — con la música que escuchan, o incluso con si hacen o no sus deberes en el hogar. De modo que mi lucha por aceptar mi afección, que me convierte en un marginado a esta edad en la que nos preocupamos por encajar, es incluso más difícil. No obstante, lo único que puedo hacer es comenzar a dilucidar cómo quiero vivir. Podemos tomarnos el tiempo de investigar nuestra propia naturaleza para decidir quiénes somos y cómo deseamos vivir.

Estoy determinado a vivir como cualquier otra persona, y con ello me refiero a tener amigos, trabajar y a mejorar lo más que pueda. Mi vida me pertenece, así que debo aceptar los aspectos de ella que no puedo cambiar, superar los que sí puedo, y ser consciente de que ahora soy mucho más feliz de lo que supe ser en el pasado.

No sirve amargarse por las circunstancias que son imposibles de cambiar. Es decir, mi primo se convirtió en un ciclista de montaña y lo hace con su silla de ruedas, no de manera convencional. Él no pudo cambiar su lesión, pero sí controlar su actitud hacia la situación. En las ocasiones en las que lo vi, conducía de manera independiente, sin solicitar la ayuda o la compasión de nadie, y sabía disfrutar de la vida desde una silla de ruedas. Puede que no haya escogido esa vida, pero esa vida lo eligió a él. De modo que sus alternativas fueron aislarse y autocompadecerse, o salir de ese lugar y enfrentar sus circunstancias.

Esto es cierto también en la vida. Hay personas que se paralizan y no pueden seguir adelante. Es todo interno. Es decir, sufren una herida emocional y se dan por vencidos. Esto puede ser egoísta porque afecta a tus seres queridos. Conozco a una señora que se ha rendido, y puedo ver cómo esto le hace sufrir a su familia. Decidió entregarse a la autocompasión a expensas de los demás. Es duro de escuchar, pero es la verdad.

Por otro lado, ayer vi a una amiga de mi hermana. Su padre a quien quería mucho falleció hace unos meses tras una breve enfermedad, y ella ahora aprovecha la vida, se mantiene ocupada y es muy agradable estar en su compañía. Yo lo veo como un acto de valentía. Ella se dio cuenta de que su vida no había terminado pese a haber experimentado una gran pérdida. Nosotros elegimos aceptar o no para así poder seguir adelante o quedarnos estancados.

Mi afección representa un desafío las veinticuatro horas del día. Anhelo un alivio temporal, pero sin embargo soy consciente de lo mucho que estoy conquistando. Puedo hacer más, ahora puedo comunicarme. Puedo ejercitar mi cuerpo y mi mente. Con el tiempo mejoraré a un nivel que me resulte aceptable, pero debo asumir que el autismo forma parte de mí. De modo que me doy cuenta de que el autismo no solo me presenta desafíos sino también cosas buenas.

Me ha dado una meta en la vida, la de ayudar a otros como yo a librarse de teorías que nos mantienen atrapados. Me dio la capacidad de analizar y pensar bien las cosas durante todos los años que estuve en silencio. Y me dio el coraje de escribir este libro personal, porque es una historia que todavía no se ha contado en los libros sobre autismo. Existe la posibilidad de que mi mente autista despierte la curiosidad entre los investigadores del autismo para que exploren ideas nuevas, para que los padres ofrezcan comunicación de verdad a sus hijos, para que los maestros enseñen contenidos de calidad — no más tarjetas, no más "No, inténtalo de nuevo" — para que los niños como yo dejen de ser tratados como estúpidos por personas amables pero condescendientes. Esta esperanza me llevó a aceptar que, muy a pesar mío, pertenezco a la Tierra del Autismo, pero también me brinda fuerza para vivir como soy.

Impulsos abrumadores
Mayo de 2010

Soy una mezcla extraña. Tengo una mente inteligente y un cuerpo tonto. Tengo pensamientos perspicaces, pero mi cuerpo los ignora. Puedo escribir ideas inteligentes y mi cuerpo se deja guiar por impulsos irracionales. Es vergonzoso y desalentador, y lo detesto.

Vivo en un mundo de pensamientos superiores e impulsos primitivos. De modo que de manera impulsiva dejo caer cosas por el drenaje o abro cosas que no debo porque en esos momentos hago lo que mi cuerpo me indica. Mi mente intenta detenerme. Pero mi cuerpo la domina. Posteriormente me arrepiento de mis actos, pero esto no cambia lo que he hecho.

Esto empeora si me siento cansado, enfermo o débil de alguna manera. Ahora me doy cuenta de que me arrebata la libertad de poder vivir normalmente. Las personas normales no experimentan estos momentos horribles de compulsión. Claro que comen demasiado y cosas por el estilo, pero no echan cosas de colores por el drenaje ni nada parecido.

Hoy estaba descontrolado. Eché el enjuague bucal por el drenaje, esparcí espuma de afeitar por el espejo, y sales de baño en mi habitación. Es difícil explicar por qué. Obedezco órdenes. Eso es todo.

Lo que necesito es luchar con más ímpetu. De todas formas ya lucho permanentemente contra mi cuerpo. Si no lo hiciera me metería en aún más problemas, así que es necesario que lo intente, especialmente cuando las obsesiones me tornan débil. Si pudiera superar mis comportamientos compulsivos me sentiría mejor.

Moisés, el héroe con discapacidad
Mayo de 2010

Moisés no podía hablar bien, y no obstante fue el hombre que Dios escogió para liberar a los esclavos hebreos ¿Por qué eligió Dios a un hombre imperfecto para esta tarea? Moisés le rogó a Dios que eligiera a otra persona. Le dijo, "No puedo hablar bien, ¿cómo hablaré con el Faraón? ¿Cómo haré para explicarle la situación?" Dios insistió que fuera Moisés a pesar de su discapacidad del lenguaje. "Moisés," le dijo, "deberás usar a tu hermano Aarón como tu vocero."

¿Por qué Dios hizo esto? Considero que lo hizo por varias razones. En primer lugar, Moisés era un gran hombre, perfecto en su espíritu y en sus valores, luchaba por la justicia, anhelaba la ecuanimidad, y por dentro era un alma libre. Era un príncipe, y el hijo de un esclavo. Sabía lo que era la libertad y el temor al látigo no lo amedrentaba.

También pienso que Dios quería demostrar que la perfección ante Sus ojos era diferente a la perfección ante los ojos del hombre. Es decir, Dios mira lo que hay adentro, no la cáscara. Moisés no estaba seguro de poder hacerlo porque él veía la cáscara. Su interior se fue revelando gradualmente a medida que fue guiando a los esclavos hacia su libertad.

Moisés sorprendió al mundo con sus proezas. ¿Quién era él, un pastor con problemas del lenguaje, para desafiar al Faraón, considerado en ese entonces como una representación de los dioses? Moisés asumió que hacía lo correcto al insistir con la libertad porque Dios insistía en que era lo correcto. El Faraón pensaba que tenía razón al insistir con la esclavitud porque nadie se atrevía a desafiar al Faraón. Hasta que llegó Moisés, el vocero reticente. Tartamudeó y Aarón repitió la orden de que liberara a los esclavos.

Moisés le enseñó al mundo que Dios rechaza la esclavitud. No importa cuánto se haya ignorado esta idea. Tras el Éxodo, nadie puede verdaderamente afirmar que a los ojos de Dios esté bien esclavizar al prójimo. Esa fue la primera vez que la humanidad fue testigo de un movimiento de liberación en masa, que inspiró a las personas durante miles de años a que aspiren a ser libres.

Asimismo, nos dejó una lección sobre el apoyo mutuo. Moisés contaba con un ayudante, y a mi entender esto demuestra que no debemos aceptar desafíos tan grandes nosotros solos. Aarón y Moisés constituían un equipo. Estoy seguro de que Aarón necesitaba a Moisés tanto como Moisés necesitaba a Aarón, y Dios les impartió a ambos sus instrucciones para la liberación.

El mensaje que nos dejó Moisés es que un líder que hace lo correcto y que cuenta con el apoyo adecuado puede cambiar una situación horrible y convertirla en esperanza y promesa. Moisés me inspira. Durante mi infancia enfrenté una situación terrible sin esperanza. Pero pese a no poder hablar, no me ha quedado más remedio que darme cuenta de que si no digo la verdad es posible que pasen muchos años antes de que se produzca un cambio. Así que me enfrento a mis faraones - los expertos del autismo — para buscar la manera de liberar a las personas autistas de la soledad a la que se enfrentan.

Los 14 años: Motivación

Durante este año, continué educando a los demás sobre el autismo, dando más discursos y ayudando a las personas con autismo y a sus familias. Cada vez sentía más esperanza y veía más posibilidades, y me di cuenta de que al mejorar mi autocontrol, mis habilidades y aceptándome podía lograr mejor mis metas, lo que me ayudó a convertirme en una persona más feliz.

Hacia adelante y con éxito
Mayo de 2010

Me siento satisfecho con cada vez más aspectos de mi vida. La realidad es que nuestra actitud contribuye a la manera en la que enfrentamos la adversidad. Si me abro a los desafíos, no me dejo vencer por la tristeza y me planteo una meta. En su debido momento podré lograr lo que ahora parece estar fuera de mi alcance. Considero que puedo llegar lejos si me lo propongo. Cuando tienes autismo, hasta las tareas simples parecen imposibles. De modo que en lugar de intentarlo, optamos por descargar nuestra severa frustración autoestimulándonos. Las estereotipias son la droga de los atrapados. No podemos hacer lo que quisiéramos que haga nuestro cuerpo, pero Dios nos ha brindado esa tranquilizadora y alucinatoria vía de escape para evadirnos de la realidad. Sentía que no podía llevar una vida positiva, pero que sí podía vivir sin problemas una vida de experiencias sensoriales alucinatorias. Desperdicié muchos años de mi vida autoestimulándome.

Ahora que puedo comunicarme me autoestimulo mucho menos. Ya no necesito escaparme tanto porque estoy comenzando a vislumbrar un futuro para mí. Una vez pensé que permanecería atrapado en silencio toda mi vida, estancado y sin ningún control sobre mi destino. Gracias a la enorme suerte que tuve de conocer a Soma, de contar con una mente satisfactoria y de tener a los padres más maravillosos que insistieron para que yo sea un ser humano autosuficiente, o tan autosuficiente como me sea posible, ahora estoy recibiendo una educación y asisto a clases regulares, estoy escribiendo un libro, tengo amigos, me estoy poniendo en forma, doy discursos frente a audiencias, me voy de campamento por una semana, y realizo tareas del hogar como tenderme mi propia cama y doblar mi ropa lavada (pese a que todavía necesito ayuda). Ahora veo luz donde antes veía oscuridad.

Mi papá es increíble y ha llenado mi vida de nuevos desafíos y diversión. Él es el responsable de ayudarme a que me quede sentado tranquilo en un restaurante, y a que tolere un juego de béisbol e incluso un concierto. Hago compras en las tiendas y me cuesta controlar mis impulsos, pero debo intentarlo o no mejoraré. No sé qué me depara el futuro, pero sí sé que no veo en él a una persona autoestimulándose.

Así es como funciona: si nos esforzamos, mejoramos. No importa a qué ritmo o qué tan difícil nos resulte. Pero debemos trabajar en las cuestiones adecuadas. Es posible que sea muy reiterativo con esto, pero las tarjetas no son el tipo de trabajo que necesitamos. La integración sensorial y los columpios no ayudan si no puedo hacer nada bilateral. Si tengo dificultades para cruzar la línea media de mi cuerpo mientras hago ejercicio no hay mucho que pueda hacer, ¿cierto? ¿Por qué fue mi mamá la que tuvo que darse cuenta de esto y no ninguno de los profesionales que consultamos durante todos estos años? Bueno, por lo menos ella lo vio, así que estoy aprendiendo a triunfar sobre mi cuerpo gracias a que tengo al mejor entrenador del mundo. Siempre le estaré agradecido.

Cuando tenía ocho años me sentía deprimido y desesperanzado. Acabo de cumplir catorce y les digo que de verdad me entusiasma mi futuro. Si pudiera, curaría esta afección despreciable. Pero como no puedo, contribuiré a vencerla. Veo y entiendo que mi afección es como gastar pólvora en chimango, jajaja, así que mejor me echo a volar.

Disparadores de recuerdos
Mayo de 2010

Hoy viví una experiencia interesante. Me entrené con dos atletas voluntarias en una actividad en la que niños con necesidades especiales reciben a estudiantes universitarios. Al principio me hablaban en un tono simple y palabras sencillas, aunque eran muy amables. Los "bravo" y comentarios de ese estilo me hicieron recordar las espantosas frases condescendientes de ABA, lo que generó un revuelo en mí. Es raro. Si alguien con buenas intenciones me dice "bravo", los pelos se me erizan y vuelvo a la mesa de mi habitación, donde estoy mirando tarjetas y escuchando preguntas que no puedo responder correctamente.

Es algo espantoso. Claramente todavía me siento muy afectado por esos recuerdos. Si escucho que alguien dice "no, inténtalo de nuevo", "choca cinco" o "bravo", me transporto a la mesa de mi habitación, atrapado y desdichado. Mi mamá me dijo que es como un Trastorno de Estrés Postraumático. Pero ya no estoy en mi habitación, la mesa hace mucho que no está, y ya no tengo que observar tarjetas, así que debo superar esto emocionalmente. Una vez que las muchachas me vieron señalar en mi esténcil y supieron que mi intelecto estaba intacto me trataron de manera diferente. Tal vez sea algo natural pensar que una persona autista es lenta, y no que está profundamente atascada. La lucha de los que están en silencio consiste en demostrar que las apariencias engañan, y a veces no de la manera que se supone.

Reconocimiento
Mayo de 2010

La semana pasada, el Comité de Programas Educativos Individualizados (IEP) determinó que partir del año entrante asistiré a clases regulares todo el día, lo que significa que ya no seré un estudiante de educación especial. Seré un estudiante de educación general. Esto es sorprendente proviniendo de un Distrito Escolar que en el pasado hasta llegó a negar que yo pudiera comunicarme. Esto me enorgullece aunque también me pone un poco nervioso porque el desafío es enorme. Soma me embarcó en una travesía que me llevó del silencio y la duda a la inclusión y el reconocimiento. Si no hubiera sido por ella, todavía estaría leyendo libros para niños pequeños en lugar de libros de texto.

Una caminata por el bosque
Marzo de 2011

Me encanta la naturaleza. En la naturaleza, Dios y yo somos como una especie de equipo. O sea, miro alrededor. Estoy rodeado de belleza, y me siento parte de ella. La afección queda a un lado porque veo perfección en todas estas vistas realmente maravillosas.

La naturaleza no es prolija ni ordenada. La hierba se mece hacia un lado u otro. Las ramas están encorvadas, grises y torcidas. El camino es desparejo a causa de los ríos de lluvia y la erosión. Las plantas crecen en lugares arbitrarios. No veo un patrón como en el caso de un jardín con paisajismo.

Allí encajo bien. Me siento muy a gusto en la desordenada belleza de la naturaleza. Me identifico con ella. Puedo ver que el sistema es desordenado, pero funciona, y está SUPER BIEN. Así es como percibo mi afección. No es bonita, es desordenada, tiene erosión y ríos de lodo, pero aun así, forma parte de la naturaleza.

No soy un error ni una colección patética de neuronas descontroladas. Acepto mi sistema neurológico desordenado porque me ha brindado una manera de ver la vida. El camino del bosque y yo congeniamos.

Desborde emocional
Marzo de 2011

La lucha por mantener el control de mis emociones me acompaña siempre. Trato de enfrentar al mundo bajo sus términos. Para lograrlo debo calmarme. Esto no es tan complicado si me siento bien por dentro. De lo contrario ¡qué desastre! Para mí es como un tren que va a tanta velocidad que incluso si el maquinista intentara frenarlo su potencia continuaría impulsándome hacia adelante. Tras detenerme, me siento avergonzado o apenado.

Los detonantes pueden parecerles absurdos a los demás, pero por dentro son graves.

Me pongo nervioso. Desbordo. Me estreso. Desbordo, y desbordo.

Caray, cómo odio esto.

Cuando me desbordo, me comporto de la manera que los demás esperan que una persona autista se comporte, y por eso asumen que no soy inteligente o cosas así. Entonces dejo de intentarlo.

Pienso que esto es algo común entre las personas autistas, y esto probablemente explique las rabietas que tienen algunos niños pequeños. Sus rabietas están motivadas por miedo, ansiedad, o estrés, pero rápidamente se convierten en furia si las personas tratan de detener a un adolescente diciéndole "manos abajo", "no" o "se terminó".

El tren puede detenerse con reglas y comprensión.

Los perros y el autismo
Marzo de 2011

Mis perros son muy divertidos. Me pone muy contento que tengamos perros. Trajeron un perro a casa cuando yo era bebé, así que estoy acostumbrado a ellos. En casa siempre hay correteos y colas moviéndose.

Me molesta cuando ladran, pero la mayor parte del tiempo lo tolero. Algunas veces todavía me cubro los oídos porque mi audición es muy sensible. Vale la pena porque los adoro. Son pacientes con mis irritantes estereotipias.

Conozco a muchas personas autistas que gritan de miedo cuando ven perros. Tiene cierta lógica porque muchas personas autistas tienen una audición muy sensible. Además, los perros están llenos de sorpresas, y corren y juegan de manera impredecible. Para mí han sido una manera de ejercitar mi tolerancia porque aprendí a quererlos pese a sus ruidos y al peculiar sistema que los hace despertar, saltar de la cama y salir corriendo y ladrando después de escuchar cualquier ruido arbitrario. Esto resulta estresante para algunas personas, sin dudas, pero yo ya estoy acostumbrado, multiplicado por tres. Tal vez mis perros me hayan ayudado en cierta manera a lidiar con un mundo cambiante.

El autismo y las mujeres mandonas
Marzo de 2011

Mi vida ha estado repleta de mujeres que creen saberlo todo.

Uy, ¿les parezco machista? No es mi intención ser machista. Solo estoy despotricando de nuevo.

Desde que hacía mi programa en domicilio cuando era un niño pequeño, pasando por mis terapeutas ocupacionales, terapeutas del lenguaje, maestras y muchas de mis evaluadoras, he sido bombardeado con expertos que hablaban sobre mí con plena convicción de tener la razón, cuando en muchos casos no era así. Por algún motivo, casi siempre eran mujeres.

No es divertido que realicen presunciones que me minimizan y me subestiman. Me enfurezco porque cuando era pequeño y no podía comunicarme en absoluto, tenía que escuchar cómo mis maravillosas mujeres le contaban al mundo verdades equivocadas, y sabía que mi vida empeoraría porque ellas tenían poder sobre mí en cuanto a mi educación y otros aspectos, y yo estaba atascado. Ahora ya no estoy atascado. Poder comunicarse y ser respetado es algo sensacional.

No obstante, por algún motivo estas mujeres continúan apareciendo. Afortunadamente, hoy en día conozco a muchas mujeres de mentalidad abierta, y a otras tantas que tras conocerme abren su mente de verdad, de modo que no estoy despotricando de manera machista ni estereotipando, pero sí es algo verídico.

Si lo piensas, la amplia mayoría de mis expertos profesionales han sido mujeres extremadamente obstinadas. Esta semana me topé con otra. Escuchan de mala gana, ya sea a mí o a mis padres, porque están convencidas de lo que piensan. Me enfurezco y estallo, y me imagino planificando su futuro tal como lo hacen ellas conmigo, pero en su lugar sonreiré y me burlaré de ellas en mi libro.

Apreciar nuestras bendiciones
Marzo de 2011

La vida es difícil de predecir. Más difícil es incluso poder contar con ella ya que cosas espantosas pueden suceder sin previo aviso. Creo que verdaderamente necesitamos vivir cada día como si fuera un regalo. Por dentro me siento triste y nervioso, pero sé que debo resistirlo. Me irritan tanto mis limitaciones. Me pierdo en un resentimiento desagradable. Mala idea. Autocompadecerme no me sirve de nada. En esos momentos dejo de ver mis bendiciones, pero tengo muchas. Solo tengo que apreciarlas.

Puede que tenga una discapacidad y sea no verbal, pero también soy afortunado. Tengo una buena familia. Mucha gente que me quiere. Tengo libertad para comunicarme y aprender. Me encanta cómo me voy liberando por dentro a medida que escapo del silencio del autismo. Me gustan la naturaleza y la música. Dios me permite respirar cada día.

¿Puedo sentir gratitud también por todos los pequeños milagros? Debo hacerlo, porque los pequeños milagros se acumulan y se acumulan hasta formar un gran regalo. Vivir apreciando nuestros regalos es un arma contra la tristeza. Los que nos entristecemos con frecuencia debemos concentrarnos en nuestras bendiciones.

Me encanta la comida deliciosa y soy afortunado de tener papilas gustativas para disfrutarla. Me encanta el agua y tengo la suerte de poder nadar. Me encanta la música y la disfruto todos los días ¿Debería concentrarme únicamente en mi afección y sentirme desdichado? No, eso jamás. Debemos elegir la vida creyendo que podemos mejorarla.

Empeorar la vida es fácil y hacer que sea mejor es difícil. Pero si nuestra vida es valiosa para Dios, y así lo creo, entonces debo asumir como una obligación ser bueno conmigo mismo, y también con los demás. La creencia de que nuestra vida tiene que ser perfecta para poder apreciar todo lo bueno en ella es algo inmadura. Espero poder mejorar en este sentido.

Veo a muchas personas con discapacidad que luchan con una valentía increíble. Su actitud me resulta muy inspiradora. Veo cómo luchan y continúan luchando. Puedo verlo, y sé que no les resulta fácil, pero ¿qué otra buena alternativa tienen? Existe otra alternativa, pero es paupérrima. El enojo, el resentimiento y la autocompasión son opciones horribles. Considero que si tenemos una oportunidad de vivir nuestra vida debemos elegir vivirla lo mejor posible pese a nuestros desafíos.

¿Discapacitado o súper capaz?
Marzo de 2011

He estado pensando sobre las personas con discapacidad que han triunfado en las altas esferas. Escribí, por ejemplo, sobre Oscar Pistorius, el corredor. Oscar no tiene piernas y es un velocista de primera categoría. Esto es lo que se llama una paradoja.

En la música tenemos la misma situación con Evelyn Glennie. Ella es una gran música, y siente su música porque es sorda. Solo basta recordar lo que hizo Beethoven durante los años en los que estuvo sordo.

En las ciencias tenemos a Stephen Hawking. En ingeniería a Temple Grandin. Entre los deportistas a Jim Abbott (otra paradoja, un lanzador al que le falta una mano), y al campeón de lucha con una sola pierna, Anthony Robles.

En otras palabras, tenemos un espíritu humano que se rehúsa a darse por vencido. Esto en cierto modo es asombroso porque han tenido que luchar muy arduamente para estar dentro de la media. Pero ellos no estuvieron dentro de la media. Ellos fueron superiores.

La adversidad puede volverte determinado. Esto lo sé por experiencia. Si sabré la paradoja que soy yo también. No puedo hablar y a menudo doy discursos. Otra persona los lee en voz alta y yo estoy parado cerca, pero no me daré por vencido. Las personas inspiradoras y determinadas que derriban los límites son mi esperanza y mis modelos.

Abrumado sensorial y emocionalmente por personas bien intencionadas
Abril de 2011

Hoy di un discurso ante unas cien mujeres. Me sentía nervioso. Siempre lo estoy pese a estar acostumbrado a dar discursos. Hablé sobre los temas que me parecen importantes: mi misión personal de cambiar cómo se entiende al autismo no verbal, cómo deseo que las personas me hablen (de manera normal), cómo la comunidad debe ser más tolerante, y sobre muchos otros temas.

Mi discurso tuvo buena aceptación. Su abrumadora repercusión es el tema que deseo abordar. De repente, se me acercaron y me empezaron a abrazar y a besar un montón de mujeres hermosas y cariñosas. Fue demasiado para mí y me sentí abrumado ¿Cómo puedo explicarlo sin parecer quejoso?

Mi sistema es extremadamente sensible. En verdad estoy luchando permanentemente para tener control sobre mi persona. Me resulta más difícil en los momentos de muchas emociones. Dar un discurso, mujeres que lloran al escuchar mi discurso, adolescentes que sollozan en mis brazos luego de mi discurso, las tantas preguntas con las que las personas me bombardean en un instante ... Ya les conté antes cómo me desbordo. Así que eso fue lo que sucedió. Me puse agresivo de un momento a otro, frente a mis "admiradoras." Cogí a mi mamá y le tiré del cabello.

Quiero mucho a mi mamá y no tengo ninguna intención de lastimarla. No la lastimé, pero ella igual estaba furiosa. Necesito ejercer mejor autocontrol. Un amigo sugirió que mi mamá me retirara rápidamente luego de mis discursos antes de que el público se ponga de pie. Sí, estoy bastante seguro de que eso es lo que necesito. Debo hacerlo si pretendo continuar dando discursos en persona. Creo que verme parado ahí ayuda a que las personas crean mi mensaje.

Si tienes un niño autista, esto puede ayudarte a entender el desborde que presencias. Hago mi mejor esfuerzo, pero neurológicamente no soy normal. Creo que esto mejorará, pero mientras tanto he tomado la decisión de retirarme ni bien termine mi discurso. Si la audiencia tiene preguntas, me pueden escribir por Facebook o a través de mi blog.

Estas encantadoras mujeres querían demostrarme su afecto y yo hui. Yo valoro muchísimo sus buenos deseos, más de lo que piensan, pero necesito retirarme antes.

Mi lectura de poesía
Abril de 2011

En mi clase de Lengua tuve que recitar en voz alta un poema para que me calificaran en cuanto a estilo, desenvoltura, memoria, etc. Déjenme contarles cómo resultó eso. Una lectura verbal es como una especie de broma para mí porque mi lenguaje es mayormente ininteligible y tengo tanto estilo como una ameba. Nada de actitud dramática. Para mí toda esta tarea fue un sinsentido. Mi mamá le sugirió a la maestra que tal vez yo podría utilizar mi dispositivo computarizado con teclado y salida de voz para recitar el poema en clase. Y una vez finalizada la clase, yo podría deletreárselo solo a la maestra en mi esténcil de letras para demostrarle que lo había memorizado. A mí me pareció que esa era la solución más lógica y justa.

Mi maestra se negó. Yo debía pararme frente a la clase y deletrear todo el maldito poema. Así que lo intenté. Si seré estúpido. Tendría que haberme rehusado a hacerlo y que simplemente me "reprobaran" debido a mi problema de lenguaje. Deletreé varias líneas. Me gusta el poema, "Una parada en el bosque en una tarde nevada," de Robert Frost.

Cuando llegué a la tercera línea no pude soportar el estrés de que toda la clase me estuviera mirando. Me sentí raro, tan atascado, tan irrespetado por esta maestra. Me desbordé. Hice lo que detesto hacer todas y cada una de las veces que me desbordo, lo cual es poco frecuente pero sucede. No me puedo controlar. Me avergüenza decir que le tiré del cabello a mi acompañante terapéutica frente a toda la clase, que son unos cuarenta niños.

Me siento despreciable y arrepentido. Por otro lado, si mi maestra hubiera tenido la sensibilidad de contemplar mi discapacidad, nada de esto hubiera ocurrido. Aprendí una lección importante: decir que NO si no puedo hacer algo. Así que, pese a mi lamentable desempeño, tal vez lo que sucedió me ayudará en la vida.

Ansiedad
Abril de 2011

Me siento tan pero tan nerviosa por dentro todo el tiempo. Eso dice Temple Grandin. Así es para la mayoría de las personas autistas. De veras, me desbordo con la esperanza de poder controlar el estrés que siento. El estrés es tan salvaje allí dentro. A veces todavía lo sufro, incluso pudiendo comunicarme y con mejores habilidades.

Se puede apreciar en muchas personas autistas. Se echan a correr o se escapan. Se autoestimulan porque eso los calma. Veo niños que se muerden y se golpean, que gritan y tienen crisis, no para obtener algo, sino para tener una salida. Estos son los motivos por los que esto sucede: nerviosismo severo, estrés, desborde interno.

Podrán imaginarse lo difícil que es esto para las personas que no pueden comunicar sus ideas o sentimientos. Les dicen "manos abajo" o "no", o las personas piensan que no son realmente conscientes de sus emociones. Bueno, difiere bastante de esto. Es como si fuera un auto bajando por una colina. A medida que desciende gana velocidad. Ahora trasladen esto al ámbito emocional.

¿Qué pueden hacer para ayudar? Retirar rápidamente a la persona de la situación estresante. Si es necesario regresar, está bien. La interrupción ayuda a desacelerar el ímpetu. También ayuda ser un poco empático. Recuerdo que una vez un niño no verbal que conozco estaba comenzando a inquietarse y a enojarse mucho en la clase de música. Sus terapistas conductuales le decían todas las frases de ABA: "Manos abajo", "Se acabó", etc., etc. La situación empeoraba cada vez más. Mi mamá, que estaba mirando, le dijo al niño, "Sé lo frustrante que es cuando tu cuerpo no hace lo que tú quieres."

¿Y saben qué sucedió? Se relajó. Eso fue lo que sucedió. Luego se recostó sobre mi madre para comunicarle su gratitud, ya que no tenía otra manera de expresarse. Esto fue importante para mí. Como una suerte de recordatorio de que ser tratado con respeto y amablemente con empatía reduce la ansiedad, incluso en un niño que todos categorizan como de "bajo funcionamiento."

Comienzo de la escuela secundaria
Abril de 2011

Estaba pensando en lo apenado que me hace sentir dejar la escuela intermedia para empezar la escuela secundaria. En realidad apenado no es exactamente la palabra. Estoy nervioso y entusiasmado. Seré la primera persona autista no verbal en educación general en la escuela secundaria. En la escuela intermedia yo no era el único niño autista. Aunque sí era el único en mis clases. Ha sido un largo camino desde mi rudimentaria clase de alumnos autistas en la escuela primaria hasta la educación general en la secundaria. En cierto modo es realmente raro porque estoy muy estancado en mi silencio. No obstante, no estoy atrapado en él como antes. Puedo comunicarme tecleando/señalando, y soy parte del mundo porque puedo expresar mis ideas.

En la escuela secundaria tendré que trabajar muchísimo en mi autocontrol, en los deberes del hogar, en permanecer sentado todo el día, y en demostrar nuevamente quién soy. Ahora es cada vez más sencillo. Me siento nervioso, pero no totalmente estresado. Creo que puedo lograrlo, obtener mi diploma e incluso ir a la universidad. Esta es mi meta, y espero que también ayude a otras personas autistas en su camino.

Los 15 años, la escuela secundaria, para bien y para mal

La escuela secundaria es un sueño que estoy viviendo ahora. Tan solo tener la oportunidad de aprender y ser aceptado en una escuela secundaria general amigable y tolerante es sensacional. Ha sido toda una travesía, porque descubrí que no todos los sistemas educativos son abiertos o sanos, como leerán a continuación.

Nervioso por comenzar la escuela secundaria
Mayo de 2011

En unas pocas semanas me graduaré de la escuela intermedia, y el año entrante comenzaré a estudiar en una escuela nueva. Este es un gran acontecimiento en mi vida. La escuela intermedia fue la primera oportunidad real que tuve de aprender en una escuela. Sé que sexto grado fue una suerte de experimento. Me observaron para ver cómo podría llegar a desenvolverme en la escuela intermedia. Solo asistía a las clases de matemáticas y ciencias, y para las demás materias hacía los trabajos regulares que hacían todos los demás estudiantes, pero no asistía a las clases. Fue un gran cambio permanecer sentado tanto tiempo controlándome y tranquilo. El trabajo que hacíamos en la escuela era simple comparado con el trabajo de sentarse en un aula de estudios todo el día. Yo estaba determinado a recibir una educación decente, así que lo intenté. No siempre fue fácil para mí o para mi acompañante terapéutica, pero cada año me volvía un poco más capaz. Este año me está yendo mejor. Asisto a clases regulares prácticamente de ocho a tres. Voy a la clase de educación física con niños autistas, pero fuera de eso estoy en clases regulares todo el día. Mi escuela es grande, y voy cambiando de aula.

El próximo año mi escuela secundaria será incluso más grande. A ella asisten alrededor de cuatro mil estudiantes. La cantidad de clubes que tiene es increíble, y tiene una pista de atletismo y una cancha de fútbol americano. Es una experiencia real en una escuela grande. Resulta aterrador para los estudiantes nuevos de primer año, lo sé. Estoy muy nervioso. Me preocupa que mi sistema sensorial pueda sentirse sobrecargado. Me preocupa que los estudiantes sean malos conmigo. Pero luego me digo, "No pasa nada, son solo preocupaciones y estaré bien." Estaré con algunos niños que conozco.

Podré ingresar por el corredor cinco minutos antes para evitar la muchedumbre, pero no puedo dejar de preocuparme.

Mi acompañante terapéutica es la mejor. Trabajar con ella es fabuloso. Es amable, inteligente, y es buena trabajando conmigo. No sé cuáles son sus planes para el próximo año. Espero que pueda quedarse para comenzar conmigo, o quedarse incluso más tiempo. Ahora me preocupa que conseguir una acompañante nueva y empezar una escuela nueva será demasiado. Algunos días me siento abrumado por la preocupación. Ojalá no fuera así, pero lo es.

Me preocupan los maestros ¿Me aceptarán o pensarán que soy un raro y un estorbo para ellos? Me preocupan los estudiantes. Ahora estoy en una clase en donde los estudiantes están acostumbrados a mí. El próximo año estaré con niños nuevos. Cuando empecé la escuela intermedia, fui a visitarla antes de que comenzara el año para conocer a todos los maestros y recorrer el campus. Eso me ayudó mucho, y espero poder hacer lo mismo en mi escuela secundaria. También escribí un pequeño discurso para leer frente a la clase el primer día de escuela, para explicarles mis comportamientos y mi estilo de comunicación. Eso ayuda a tranquilizarlos, pero no obstante me siento nervioso por dentro.

Soy consciente de lo afortunado que soy. Es una gran escuela secundaria. Uno de mis sueños es graduarme e ir a la universidad. Tendré que superar mis miedos en torno a la secundaria. Es un gran cambio en mi vida. Es el tercer gran cambio que he experimentado en la escuela. Pasé de la clase de nivelación en la primaria a la clase de autismo de "alto funcionamiento" en quinto grado. Y después en sexto grado asistí a mi escuela intermedia. Esta vez no tendré que demostrarle a una escuela de escépticos que soy inteligente. Considero que ya lo he hecho, así que ese es un gran alivio para mí. Es maravilloso que crean en la necesidad de educarme, así que ya no debo preocuparme por eso.

Siento que el próximo año podría ser bueno. Desafortunadamente es algo incierto, así que me preocupo demasiado. Me siento aliviado tras escribir esto.

Gracias a mi escuela intermedia
Junio de 2011

La escuela intermedia de la que acabo de graduarme era grande. La procesión de la graduación duró cerca de veinte minutos. Fue un desfile interminable de estudiantes enfundados en trajes o vestidos elegantes y tacones altos. La graduación significó mucho para mí porque me la había ganado. Pensé en todo el camino recorrido para llegar a esta instancia. Creo necesario decirle gracias a la escuela.

En cuanto a mi educación, en la escuela intermedia tuve la oportunidad de demostrar mi conocimiento. Fue la primera escuela que me aceptó como un estudiante que podía aprender acorde a su nivel académico. Me aceptaron como una persona que era diferente, pero no como a una persona que debían mantener alejada de la educación regular. Cada año mejoraba más, y esta mejoría rápidamente se tradujo en clases regulares todo el día. Cuando comencé no estaba seguro de poder hacerlo. Ahora sé que puedo. Estoy comenzando la escuela secundaria sabiendo que me fue bien en la escuela intermedia.

Mis maestros estaban recibiendo a un nuevo tipo de estudiante. Las clases eran inmensas. Me brindaban poca atención individualizada. Las clases me resultaban interesantes o aburridas, como puede ser la experiencia de cualquier otro estudiante. Pero era un aburrimiento normal, no el tipo de aburrimiento que te adormece porque te niegan una educación. Por esto le estoy agradecido a la escuela intermedia. Algunos maestros comprendieron mi situación mejor que otros. Algunos no eran para nada perspicaces. Algunos tenían una mentalidad abierta, y otros probablemente se sintieron molestos por tener a un estudiante con discapacidad sobrepoblando su clase con una acompañante. Pero para ser honesto, todos me dieron una oportunidad, algo que muchas personas nunca tendrán de verdad. Fue difícil pero genial aprender y ser parte de una clase corriente.

Creo que la ayuda de algunas personas fue increíble, así que quisiera agradecerles por ello. Ante todo, quisiera darle las gracias especialmente a mi maravillosa acompañante Cathy por tener la paciencia de una santa, una predisposición amable, por haber podido contar con ella, y por sus maravillosas habilidades comunicativas. También quisiera decirle gracias al Sr. Miller, quien siempre resolvía los problemas y me brindaba el apoyo que necesitaba en las cuestiones administrativas. Por último, gracias a la Sra. Johnston, quien en muy poco tiempo se convirtió en una gran ayuda para realizar mi transición a la escuela secundaria. El resto de los maestros simplemente merecen ser reconocidos por tolerarme.

El autismo, los demás y la disciplina
Julio de 2011

¿Cómo se debe tratar a las personas con autismo? En mi experiencia, las personas pueden actuar de manera muy variable. Algunas personas se me quedan mirando o se comportan como si yo fuera invisible. Otras tratan de ser amables. Estas pueden categorizarse en dos grupos. Primero están las que se comportan como si yo no entendiera nada y me miran como si fuera una especia humana con baja capacidad cognitiva. Tratan de ayudar hablándome lentamente y chocándome los cinco. Su intención es buena. No me enfado si no saben e intentan ser amables. Sí me enfado cuando saben que entiendo, y no obstante continúan actuando de esta manera.

Las demás personas se comportan de manera bastante normal conmigo, e ignoran mis raras estereotipias cuando vienen. Cuando estoy con estas personas me siento muy relajado. Sin embargo, siempre aprovecho toda oportunidad en la que se presenta una persona que es demasiado comprensiva conmigo. Si una persona no es intuitiva y yo presiento que no tiene idea de nada, puedo ser un fastidio, por decirlo suavemente. Es decir, solo necesito a un ayudante débil y compasivo para convertirme en un tipo insólitamente detestable. Puede tornarse en una situación espantosa porque no me gusta autoestimularme tanto y demás, pero aprovecho esta oportunidad cada vez que se presenta. Me río ahora al pensar en la desafortunada acompañante substituta que tuve hace dos años, que me hablaba como si yo no fuera inteligente, que me miraba autoestimularme y no me ayudaba a controlarme, y que le decía a mi mamá que había tenido un "buen día" en la escuela. Cuando mi acompañante regresó al día siguiente, el subdirector la detuvo y le dijo "No falte nunca más." Ja ja ja. Es gracioso ahora, si no lo fue entonces.

De alguna manera, esto es cierto para todas las personas. Mi maestra de historia era muy estructurada. Los estudiantes permanecían sentados y trabajaban en silencio. Era una muy linda clase. Mi maestra de Lengua no era muy buena en cuanto a estructura o disciplina. Los estudiantes eran groseros y disruptivos. Esa clase me representaba un mayor desafío. Hoy en día pienso que contar con un buen líder es fundamental para mí a la hora de enseñarme y trabajar conmigo. Esto es cierto para los perros o para cualquier cosa. Trabajamos para asegurarnos de que nuestros perros no sean los líderes de nuestro hogar. Conozco personas cuyos perros dominan sus hogares por completo.

Las personas autistas tenemos problemas para controlar nuestros impulsos. Mi acompañante debe ayudarme a controlar mis impulsos, a mantenerme concentrado, y ayudarme a funcionar en la sociedad. Estoy mejorando mi autocontrol. Esto me alegra, pero no les voy a mentir: es muy probable que me aproveche de las personas debiluchas, y apuesto que sus hijos autistas lo harán también.

Fuente de esperanza
Julio de 2011

Por dentro, soy religioso como muchas personas con mi condición. El autismo crea una suerte de conexión espiritual muy profunda con Dios. Lo veo en muchas personas con autismo que conozco. En ciertos modos, mi conocimiento sobre la religión es intuitivo. Veo a muchas personas que luchan con su fe, pero no es mi caso. Siento la presencia de Dios y esto me da esperanza.

Durante mis años de silencio todo el tiempo dialogaba internamente con Dios porque Él llenaba mis días solitarios con esperanza. Pronto descubrí que Dios no cumplía deseos, porque sin importar cuánto rezara por dentro para ser curado, nunca pude salir de mi Tierra del Autismo. Me entristecía sentir que a Dios no le importaba, e incluso llegué a sentirme abandonado. En ese entonces tenía cinco o seis años.

Comencé a ser capaz de comunicarme a los siete años, y siempre estoy mejorando en este aspecto. Me doy cuenta de que no he sido abandonado. Ahora puedo verlo desde una lógica más madura, no mágica. Dios no concede deseos, sino que es una fuente de esperanza. Él me llena de esperanza y escucha mis sueños y mis plegarias. Creo que eso es lo más importante para mí. Es decir, si no tuviera dónde depositar mis esperanzas explotaría.

Los que estamos en la Tierra del Autismo estamos aislados socialmente, incluso si contamos con amigos y familiares que nos quieren. No es lo mismo que en el caso de una persona típica debido a que nuestra solitaria afección hace que el mundo externo sea abrumador y aleja a las personas de nosotros. Internamente imaginamos nuestras palabras y conductas, y externamente somos incapaces de manifestarlas como queremos. Vidas frustrantes. En cierto modo, estamos solos pero acompañados.

Estar solo no siempre es algo malo porque soy bueno pensando y filosofando. Aquí también dialogo con Dios. Así que independientemente de las circunstancias, siempre tengo alguien que me hace compañía. En cierto modo, el autismo crea un mapa espiritual, reflexiones y una consciencia de una entidad divina que veo que muchas personas típicas y no autistas carecen. A menudo, la ceguera de los neurotípicos reside en perderse lo espiritual, y mi ceguera está bajo control. Supongo que debo estar agradecido por este conducto que el autismo me ha brindado para lograr que mi vínculo con la fe sea profundo y que no esté meramente basado en acciones repetitivas. El aislamiento es como el de un monje en un Monasterio Trapense: silencioso pero reflexivo. Caminar al lado de Dios es una relación más bien callada. Pero yo lo hago, y estoy agradecido.

Rumbo a la secundaria
Agosto de 2011

La semana entrante asistiré a una escuela secundaria enorme. Me resulta intimidante. No obstante, estoy muy entusiasmado por tener la oportunidad de hacerlo. A menudo pienso lo afortunado que soy por haber podido escapar de la educación para personas con autismo. Pensaban que era lo mejor para mí, así que no estoy enojado ni pienso que hayan tenido malas intenciones. Pero sin importar qué tan buenas fueron las intenciones, como resultado estaba varado en un aburrimiento insufrible. ¿Cuántas veces debo realizar mi rutina y leer las mismas palabras estúpidas una y otra vez? Los días eran repetitivos. No aprendía nada académico, así que el comienzo de la verdadera educación de Ido es el camino que vengo recorriendo hace cuatro años.

Comprendo que la escuela debe aceptar por ley a un estudiante con discapacidad. La escuela pública es mi puerta de ingreso para tener una oportunidad de aprender. Me esforcé muchísimo para poder ir a la escuela secundaria regular. Sé que estoy en una encrucijada en mi vida. Mi intención es esforzarme mucho para hacerme merecedor de esta oportunidad.

No soy iluso y sé que a la escuela no le encanta tener a un estudiante con una discapacidad grave. Soy un desafío. Soy costoso porque necesito un acompañante. Pero soy un estudiante pionero que también está abriendo un camino de oportunidades para las personas con discapacidad. Hago el mismo trabajo que todos los demás niños, de modo que no espero caridad ni pena. Simplemente espero tolerancia y sensibilidad hacia mi situación, y que me traten de una manera justa. Las puertas se abren el lunes, y yo me esforzaré al máximo.

La envidia es repugnante
Agosto de 2011

Me doy cuenta de que la frase "Si no tuviera autismo..." es muy perturbadora. Cada vez que imagino cómo me gustaría que fuera mi vida me deprimo mucho, así que es mejor concentrarse en lo que es, y no en lo que no es. Por momentos envidio a mi hermana, a mis primos o a mis amigos. Ojalá pudiera socializar como lo hacen ellos. Ojalá los demás pudieran sentirse seguros al dejarme a solas. Ojalá pudiera aprender a hacer cosas que no puedo, como deportes o cantar. Espero no sonar quejoso, pero todo el tiempo veo lo que deseo y a veces duele. No obstante, continuaré siendo perseverante porque estoy determinado a no desperdiciar mi vida en envidia negativa. El autismo es un desafío al que le haré frente.

Todo el tiempo pienso lo difícil que es la lucha. Sé que tengo que luchar, así que no me desanimaré. Continuaré esforzándome hasta el final, aunque a veces me doy cuenta de que el final siempre está lejos de mi alcance. Es verdad que mi afección a veces es una prueba. No puedo desear dejar de tenerla de la misma manera que un amputado no puede desear volver a tener sus piernas. La solución es combatir la envidia y lidiar con lo que es, y no con lo que pudo haber sido.

Aceptación en la escuela secundaria
Agosto de 2011

La escuela secundaria es diferente a la escuela intermedia. Es mucho más grande, eso es seguro. Los maestros nos tratan más como personas adultas que como niños. Mis clases son enormes, y la caminata entre edificios es larga. Puedo lidiar con eso.

Ahora procederé a explicarles con qué no puedo lidiar. Tenía una acompañante novata que nunca había trabajado antes en una escuela secundaria. Nerviosa, tensa y rígida, al punto de hacerme sentir que me tenía miedo y que no deseaba estar allí. Eso no era bueno para mí. Necesito a una persona que esté tranquila, distendida, que me apoye y me ayude a relajarme y a sentirme menos ansioso, no alguien que me haga sentir incluso más tenso. (Afortunadamente, la siguiente semana volveré a contar con mi anterior acompañante durante unos meses más.)

Tampoco puedo lidiar con la temperatura de casi 40 grados centígrados. El almuerzo, nutrición y educación física son como saunas. Trato de imaginarme nadando en un lago nevado. No ayuda. Estoy todo el día acalorado y sudado. Esto hace que todo sea más difícil.

Aunque lo peor de todo es la actitud. No la de los estudiantes. Ellos en su mayoría me ignoran. No los maestros, excepto uno. Son los directores de educación especial, y yo sé que están analizando cada uno de mis movimientos. En mi última escuela me sentía bien recibido. Nadie se paraba detrás de mí a tomar notas sobre mi comportamiento. Sentía que ellos confiaban que yo estaba en el lugar adecuado. Ahora no es así.

Imaginen cómo se siente saber que cada uno de mis comportamientos es documentado por personas que claramente piensan, "Dios mío, ¿qué está haciendo él aquí?" Y luego se preguntan por qué pierdo los estribos. Yo era totalmente consciente de que todos mis actos eran sometidos a escrutinio, volcados a una lista y recolectados como prueba fehaciente de que yo no merecía estar en educación regular.

¿En qué clase pierdo los estribos? En la que hay un hombre que no deja de mirarme, que se para detrás de mí y toma notas, y me dice que nunca me graduaré. ¿Acaso no es capaz de entender que su presencia me aterroriza?

Deseo tanto que me vaya bien. No puedo detener mi autismo para que los datos recabados sean de su agrado. Desearía no ser autista para pasar desapercibido ante los directores. Desafortunadamente no puedo hacer eso. Tengo que obligarme a que no me importe que ellos prefieran que me vaya o que me cure mágicamente.

Soy consciente de que soy una persona con una discapacidad grave. He vivido toda mi vida en el silencio, aislado, y acompañado por la impulsividad y la incomprensión que vienen aparejadas con el autismo. He superado muchos obstáculos. Quiero una educación de verdad. Quiero una escuela que me reciba bien. Ojalá tenga éxito con ello.

Carta a mis maestros
Septiembre de 2011

Estimados maestros:

Comencé la escuela secundaria con varios desafíos enormes. Estos desafíos son los motivos por los cuáles soy fácilmente el niño más diferente en sus clases. Presento una diferencia neurológica grave. Hace poco, un neurocientífico que conozco me dijo que existe una teoría que postula que las personas autistas tienen un exceso de neuronas. Nuestros cerebros no podan las neuronas adecuadamente. Esto resulta en una interferencia en la comunicación entre el pensamiento y la acción. Este es el motivo por el cual no hablo usando mi boca y por el cual escribo de manera desordenada. Es por eso que también soy impulsivo o sensible con poca capacidad para refrenarme. Para mí es espantoso ser a veces tan solo un espectador de mis actos. Lucho a diario para poder controlar esto que me sucede.

El segundo desafío son los ataques de ansiedad. A menudo, las personas autistas nos sentimos ansiosas, nerviosas y preocupadas. Y eso es cuando todo está bien. En situaciones de verdadero estrés a veces nos sentimos abrumados. Comenzar la escuela secundaria fue realmente abrumador y perdí mi autocontrol. Me estoy esforzando mucho para hacer bien las cosas, y espero puedan ver que estoy mejorando. Lamento toda interrupción que he causado, y trataré de ser un estudiante más relajado en el futuro.

Un factor de estrés adicional fue que no estaba con la acompañante adecuada al comienzo del año escolar. Considero que debo trabajar para encontrar a alguien que funcione bien para mí y que me ayude a mantenerme calmo. Esto lo tengo ahora con Cathy. Antes no lo tenía, y por eso me sentía estresado e incluso atemorizado.

Quiero que todos sepan que mi educación es algo que valoro muchísimo. Es un desafío ser el único muchacho autista como yo en la escuela. Sé que hay otros estudiantes con autismo, pero ellos son verbales o sus síntomas son menos severos. Ahora estoy luchando para demostrar que las personas como yo también pueden educarse. Creo que la gran mayoría de personas que tiene un nivel de autismo como el mío solo recibe educación simple y muy básica sobre el alfabeto, matemáticas, y no mucho más. Yo tuve la suerte de ser capaz de aprender a comunicarme a través de un esténcil de letras o una computadora tan solo con mi dedo. Educarme es posible gracias a ello. Me ha liberado del aislamiento total.

Sé que todos están muy ocupados y les agradezco que me hayan recibido en sus clases. Entiendo que pueda llegar a preocuparles el hecho de si soy yo quien hace el trabajo de la escuela. Yo aporto el pensamiento, pero no lo escribo a mano. Los invito a que me observen con mi esténcil de letras y vean por ustedes mismos cómo lo hago. Muchos maestros lo han hecho. Resulta útil ver que yo trabajo en mis propios deberes, que muevo mi propio brazo y que nadie me manipula. Me encantaría poder mostrarles si alguna vez desean observarme.

Atentamente, Ido

El autismo y la amistad
Septiembre de 2011

En la amistad hay un ida y vuelta, charlas sin complicaciones, intereses compartidos y socialización. Veo cómo mi hermana es con sus amigas. Yo no puedo hacer lo que hacen ellas. Y no me refiero a cosas de muchachas. Me refiero a las cosas sociales que hacen: hablar por teléfono, practicar deportes, enviarse mensajes de texto, reunirse en sus casas, ir al centro comercial, y todo lo demás ¿Cómo puede una persona autista que es no verbal y que está limitada para tomar la iniciativa, en su independencia y demás hacer todo eso? Tenemos una afección que nos aísla. Esto nos impide sociabilizar normalmente, y hace que la gente prefiera evitarnos porque somos muy diferentes y porque convocar nuestra atención es muy difícil.

Permítanme ofrecerles algunas sugerencias sobre cómo ser amigo de una persona autista.

- No sean condescendientes, incluso si la persona parece de "bajo funcionamiento". Nadie sabe quién está atrapado allí adentro.

- Sean amigables y digan "hola", incluso si la persona autista no tiene una expresión animada o no dice "hola" primero.

- Traten de imaginar qué mensajes no verbales está comunicando la persona a través de su comportamiento.

- Si la persona se autoestimula mucho, ayúdenla a detenerse.

- Conecten con la persona como puedan.

Algunas personas son capaces de traspasar la barrera de las personas autistas. Son enérgicas, amigables, no toleran la agresión ni los malos comportamientos, y son positivas y tranquilas. Las peores características que alguien puede exhibir ante una persona autista son las opuestas: holgazanas, gruñonas, débiles y temerosas de imponer límites, negativas y tensas. Después de todo, ¿quién disfruta la compañía de la gente negativa y gruñona? Las personas con autismo nos vemos muy afectadas por el estado de ánimo de los demás. Creo que la amistad es diferente en el autismo. Soy amigo de personas sin sociabilizar de la manera convencional, pero espero que algún día mis habilidades mejoren.

Electricidad en la Tierra del Autismo
Octubre de 2011

Me di cuenta de que me pongo muy nervioso antes de dar un discurso. Supongo que es algo normal, pero la verdad es que sentí tanto miedo que la sensación se apoderó de mí. Reaparecieron estereotipias que no había tenido en años. Mi mamá me lo hacía notar todo el tiempo y me decía, "No vuelvas a hacer algo que ya has superado solo porque estás nervioso."

Tiene razón. Retomar malos hábitos es tan sencillo. Molestaba a mi mamá y a mi papá con una risa distante e inmotivada. Luchaban para lograr que me concentrara. Era como un vehículo a motor sin frenos rodando cuesta abajo por una colina. Tampoco era placentero para mí.

La Tierra del Autismo me permite escaparme del estrés, pero genera estrés a todos los demás. Cuando estoy nervioso me autoestimulo mucho, como si estuviera sobrecargado de energía eléctrica. Lidiar con esto es la lucha de mi vida. Logré componerme para mi gran discurso. Me mantuve calmado todo el tiempo, pero en los momentos previos era una corriente eléctrica fuera de control. Ahora de verdad me siento mucho mejor. Es muy agotador quedarse varado en una corriente de energía. Ejercitamos y caminamos. Eso ayudó, pero es algo así: necesitaré ayuda, ya sea de los neurocientíficos o de los electricistas.

La tentación de autoestimularse
Octubre de 2011

En el pasado, vivía internamente en mis estereotipias. Para mí, las estereotipias eran un entretenimiento, un escape, una compulsión, y la manera más sencilla de lidiar con las frustraciones del autismo. Es como el alcohólico que se refugia en la botella cuando se siente triste o tenso. Es una manera de evitar trabajar en las cosas. Aunque en realidad solo empeoran la situación. Además es injusto para el resto de la gente que interactúa con la persona que se autoestimula porque deposita en ellos sus desafíos. En mi clase de Salud estamos aprendiendo sobre drogadicción y alcoholismo. No puedo evitar ver una similitud con las estereotipias del autismo.

Las estereotipias son ante todo un viaje sensorial de sentimientos placenteros. Es posible que al principio sean leves, pero pueden terminar dominando tu vida. Si te absorben, todo lo que haces se siente menos importante que la estereotipia en sí. Lo que la convierte en una droga escapista y adictiva. De pequeño solía autoestimularme mucho, especialmente antes de que pudiera comunicarme. Ahora me autoestimulo menos porque estoy conectado normalmente con la vida, de modo que permanezco en el mundo todo lo que puedo. Esto me entusiasma porque no quiero desperdiciar mi vida aleteando, poniéndome tenso y girando en la Tierra del Autismo. Me resulta difícil, pero soy feliz escuchando y aprendiendo en la escuela. Tal vez me pierdo la parte social debido a que no tengo amigos en la escuela secundaria — en realidad ninguno de los niños con discapacidad tiene amigos, me he dado cuenta — pero sí tengo un día normal de clases regulares, deberes para el hogar, ejercicio físico, y demás.

Pero las estereotipias están allí, tentándome. Me estreso o me aburro, y entonces me vuelco a mi infalible alternativa a la realidad. A veces las estereotipias son una vía de escape necesaria, pero uno debe recurrir a ellas con moderación. De lo contrario nos emborrachamos de ellas y entonces resulta muy difícil retomar el control de uno mismo. Cuando esto sucede necesitamos mucha ayuda y muchas actividades para mantener la mente ocupada.

El autismo y la adolescencia
Octubre de 2011

Ser un adolescente es difícil. Las hormonas producen cambios de ánimo e irritabilidad. Considero que es peor cuando se tiene autismo porque no regulamos bien nuestras emociones. A menudo me siento nervioso, y soy consciente de que me siento así por nada. Sin embargo, la manera en la que manejo la situación es lo que transforma un cambio de ánimo hormonal en un problema conductual. Creo que siento lo mismo que los demás adolescentes, con la diferencia de que yo no puedo controlarme tan bien como ellos. Al igual que ellos, me siento irritable, algo malhumorado e impulsivo. A diferencia de ellos, no lo puedo disimular tan fácilmente. Soy como un perro que gruñe. Ellos maldicen y dicen groserías. Mi cuerpo se tensa. Molestan a los demás burlándose de ellos o haciéndoles bullying. Es una etapa complicada, y anhelo llegar a la edad adulta para poder sentirme más tranquilo y estabilizado de lo que estoy ahora. Es algo que todos atravesamos, así que supongo que aún me quedan algunos años más de esto.

Triste en la escuela secundaria
Noviembre de 2011

Hace cuatro meses que estoy en la escuela secundaria. Esperaba sentirme cómodo y bien recibido allí. Desafortunadamente, no ha sucedido. Los maestros son suficientemente amables. Los estudiantes también. Los directores están bastante impacientes por deshacerse de mí. Me resulta tan obvio. Imposible no darme cuenta.

En la escuela intermedia era feliz porque los directores eran muy amables. El Subdirector era un hombre extremadamente relajado que me saludaba con afecto, me mostraba su apoyo, y me hacía sentir bienvenido y que a la escuela le gustaba que yo estuviera allí, entre otras cosas. Él generó un buen clima en toda la escuela, y aunque por ser un estudiante con autismo la lucha por permanecer sentado y controlarme todo el día me resultaba difícil, yo no estaba deprimido por la hostilidad hacia mí y hacia mi discapacidad. Ahora sí lo estoy.

Mi comienzo en la escuela secundaria fue difícil, pero pareciera que las cosas no mejorarán mucho realmente. Al estar tan estresado me autoestimulo más, estoy más agresivo que nunca, y lucho constantemente para evitar sentirme enojado y triste. Si me voy y encuentro una escuela que me reciba bien me relajaré de inmediato, eso lo sé. Ahora debo concentrarme en obtener buenas calificaciones y en comportarme bien porque tengo metas en mi vida y no puedo permitir que esta negatividad me desanime. El semestre finaliza dentro de un mes. Espero poder manejarlo y terminar de manera positiva este semestre tan difícil.

En quinto grado tuve una experiencia similar. Cuando finalmente pude salir de mi clase de nivelación para alumnos con autismo me enviaron a una escuela que claramente pensaba que yo no debía estar allí. Fue espantoso desde muchos puntos de vista, porque dejar mi precaria educación fue de por sí difícil, y la actitud de la escuela dificultó aún más la situación. Pienso que esta actitud no es necesaria. Podrían enorgullecerse de estar apoyando a una persona con discapacidad que está tratando de lograr llevar una vida normal. En su lugar, ven a la persona con discapacidad como un estorbo que desearían que abandonara su inmaculado campus. En cierto modo siento pena por ellos porque limitan su capacidad de tener llegada a los niños.

Sé que no puedo pretender que todos se preocupen por mí, o que me apoyen, o agradarle a todo el mundo, de modo que entiendo que no todas las escuelas son adecuadas para mí. No obstante, me entristece que esto suceda ¿Conclusión? Yo creo en mí pese a los que dudan de mí. Esta situación no me hará rendirme. Simplemente me entristece tener que lidiar con la intolerancia una vez más.

Luchando contra la mala actitud
Noviembre de 2011

La vida que llevo en la Tierra del Autismo es surrealista. Trabajo muy arduamente y me esfuerzo todo el día para arreglármelas a diario en la escuela. Empujo la puerta para ingresar y recibir una educación decente, pero una vez adentro me doy cuenta de que todavía estoy atrapado afuera ¿Qué quiero decir? Que no es fácil luchar contra la mala actitud. Tal vez deba enfrentar la situación con sentido del humor. Tal vez soy demasiado sensible y esto me perjudica.

Ayer di una charla. En ella se leyeron muchos de mis textos. En la sección de Preguntas y Respuestas, una amable señora preguntó si yo realmente entendía todo. Cuando se le respondió que sí, incrédulamente repitió, "¿Todo?" Lo curioso es que para escribir ideas inteligentes debo entender inglés, ¿verdad? En ese momento me enfadé, pero ahora no. Creo que en realidad ella expresó una duda que muchos tienen, especialmente si se trata de una maestra de educación especial o algo por el estilo. Estoy seguro de que no doy la imagen que espera la gente de un bicho raro que aletea y está limitado verbalmente. Ja ja ja. Yo también me río de mí mismo.

Debo asumir que en cierto modo desafío lo que se cree sobre las personas autistas. Tengo que demostrarle a la gente una y otra vez que realmente me estoy comunicando. Se paran a mi lado, detrás de mí o cerca de mí y me ven teclear o señalar en mi esténcil de letras. Descubren que muevo mi propio brazo, que reacciono a sus preguntas y que me comunico de verdad ¿Ante cuántas personas hice esto ya? Dios mío, pareciera que ante miles, pero sólo han sido decenas, y decenas, y decenas, y decenas...

Son profesionales, padres, amigos de mi padres, y ante todos tengo que demostrar mis habilidades para que sepan que soy inteligente. Lo entiendo y lo acepto. Tal vez debería grabar un video en donde aparezca tecleando, y ponerlo en el teléfono para poder mostrarles. De ese modo no tendría que ser observado de esta manera. Por otro lado, es divertido ver cómo se esfuma su escepticismo. He estado ante médicos, neurocientíficos, psicólogos, educadores y escépticos de todo tipo. Tras unos pocos minutos dejan de dudar y me puedo relajar. Supongo que debería causarme gracia, pero los que más me molestan son los que asumen que no puedo comunicarme o que no hago mi propio trabajo.

Volviéndome menos susceptible
Diciembre de 2011

Debo apuntar alto en la vida. Por dentro soy la misma persona que sería si no tuviera autismo. Si no tuviera autismo, me interesaría tener una profesión, una vida independiente y amigos. Esas metas siguen estando presentes. Hoy en día, siento que la escuela en cierto modo es para alcanzar mis metas. Lo que quiero decir es que la escuela secundaria es un paso necesario para poder hacer lo que quiero en la vida. Mi meta es ir a la universidad, para luego poder trabajar en educación y autismo, de modo que la escuela secundaria es un paso para lograr eso.

Mi escuela secundaria me está obligando a aprender a ser fuerte. Al principio me sentía desdichado porque sospechaba que no era bien recibido. He llegado a la conclusión de que en realidad no necesito ser bien recibido para tener éxito ¿Por qué debería preocuparme si le agrado o no le agrado a alguien en la escuela? Para ser sincero, soy una presencia verdaderamente visible porque soy muy diferente. En cierta manera estoy aprendiendo a que esto no me afecte tanto. Si lo que pretendo es enfrentar a todos los educadores especiales, más me vale volverme menos susceptible.

Hace poco escribí sobre lo mucho que me irritó que una mujer se quedara perpleja de que yo entendiera inglés de manera fluida, incluso tras haber realizado una presentación ante una audiencia. En su favor, ella creció y aprendió a partir de nuestra interacción, y me escribió para contármelo. Eso fue maravilloso, y valoro que haya abierto su mente. Hace poco me entrevistaron estudiantes médicos que se sorprendieron al descubrir una mente brillante detrás de mis síntomas. Fueron amables y abiertos, y el profesor me dijo que habían aprendido a no juzgar un libro por su portada. Debido a que mi portada es la Tierra del Autismo, sé que algunas personas no pueden ver lo que hay en su interior. Pero esas son sus limitaciones, no las mías.

La realidad es que lo diferente asusta. Y no sólo el autismo. Puede ser algo físico, cultural, o lo que sea. Cual fuera el caso, el que es diferente es bien recibido por las personas, o tratado fríamente y con rechazo.

Debo darme cuenta de que son individuos que reaccionan a mí de la mejor manera que entienden. Cuando las personas tienen prejuicios, debo por mi parte ser más maduro. Hay un dicho que reza, "la adversidad te fortalece," así que es lo que trataré de hacer.

Cerebro de lagartija
Diciembre de 2011

El autismo es un trastorno muy frustrante. Puedo ser totalmente compulsivo. Arrebato alimentos que no debería. Lo veo. Lo tomo. No lo pienso un instante. Veo cosas que quiero derramar, rociar o tocar. No lo pienso un instante. Es mi cerebro de lagartija. Es casi como un acto involuntario. Eventualmente, una vez que me atrapan, pienso. Tras esto mi razonamiento se ve plagado de remordimiento. Detesto mis actos compulsivos.

Vivo en un mundo binario. Por un lado, poseo una mente inteligente y pienso profundamente. Por otro lado, simplemente reacciono a impulsos, del mismo modo que una lagartija persigue a un grillo. Tal vez los neurólogos o los neurocientíficos puedan descifrar esta cuestión. Mi vida entera se compone de extremos. Soy inteligente, pero no soy capaz de hablar o escribir a mano como un adolescente. Ni siquiera puedo hablar al nivel de un preescolar. Soy impulsivo como un bebé, pero un pensador devoto al igual que un adulto.

El autismo es una aventura salvaje. Creo que es como una suerte de bendición pensar tan profundamente como lo hago yo, pero a su vez es irritante obedecer a mi cerebro de lagartija. Ojalá supiera cómo dominar esto porque las personas se enojan en su justo derecho, y yo parezco egoísta.

Empezando de nuevo
Diciembre de 2011

Hoy fui a visitar otra escuela secundaria que ofrecía una recepción para padres y estudiantes. Mi comienzo en la escuela secundaria fue difícil. Estaba bastante claro para mí que en la escuela estaban preocupados por cómo me comportaba al principio cuando me sentía abrumado, lo cual fue desafortunado porque en la escuela intermedia me fue muy bien. No fue perfecto, pero mejoraba año tras año.

En la escuela secundaria también comencé a mejorar gradualmente, pero pienso que mi comienzo no tan estelar influyó en que algunas personas no puedan ver mi mejoría. No obstante, mis calificaciones son excelentes y me esfuerzo mucho por sobresalir. Ahora tendré todo el año (yupi) a mi confiable y sensacional acompañante Cathy, y a otra acompañante que se está capacitando para el año entrante. Mi paciencia llegó a su límite hace un mes. Volví de la escuela en una especie de estado de pánico. Le supliqué a mi mamá que me buscara otra escuela porque allí no me sentía bien recibido, así que comenzó a buscar y encontró algunas alternativas, pero por un motivo u otro yo no era elegible. Hoy visitamos una de esas alternativas que había encontrado, pero no sé si puedo cambiar de escuela a mitad de año. Caray...tenía caballos, cabras y ovejas, pero allí las personas eran amistosas, y el director era muy cálido y cordial. Crucen los dedos por mí.

Decidí restarle importancia al hecho de no sentirme bienvenido en mi escuela actual. Esto me ayudó a relajarme, y noto que me siento más tranquilo. También me ayuda a madurar. Aunque el desafío de mi escuela secundaria me hizo crecer y me fortaleció, sigo ansioso por trasladarme a una escuela más pequeña y más acogedora.

Educadores especiales *especiales*
Diciembre de 2011

Ahora parece que voy a poder cambiarme de escuela. En verdad espero que sea un lugar más tolerante. Así lo creo porque la visita en sí fue abierta y el director amable.

No estoy seguro de por qué hay gente que elige trabajar con personas con necesidades especiales o en educación especial. Cabe suponer que lo hacen para ayudar a las personas con discapacidad a llevar una vida normal, para que reciban la mejor educación que les sea posible, e incluso en algunos casos para ayudar a las personas. Estoy seguro de que no soy el único que ha tenido experiencias negativas con educadores especiales. Para algunos es casi como una sensación de poder. Escogen trabajar con personas que no pueden defenderse porque no pueden moverse, hablar o lo que fuera, para luego proceder a imponer impedimentos para controlarlos que justifican como necesarios.

No es difícil lograr que alguien se sienta bien recibido en una escuela. En mi escuela intermedia, el subdirector siempre estaba sonriente, y siempre fue amable y amigable conmigo. Su actitud y su fe en mí me ayudaron a permanecer enfocado en la importancia de intentarlo. La realidad es que él no es un educador especial sino simplemente un educador. Tal vez eso ayude a explicar por qué él asumió que yo simplemente era un muchacho inteligente con una discapacidad que se comunicaba de una manera extraña y que necesitaba apoyo en la escuela.

Lo curioso es que algunos educadores especiales se niegan a ver eso, aunque algunos obviamente son geniales, brindan apoyo y tienen una mentalidad abierta ¿Pero qué sucede con aquellos que ven al niño con discapacidad como un estorbo en su escuela, que están a la búsqueda de problemas conductuales en lugar de concentrarse en los logros, y que parecieran desear más el fracaso que el éxito? ¿Por qué están estas personas en educación especial?

En la escuela que estoy abandonando sentí mucha presión negativa por parte de tres directores de educación especial que coordinaban los programas para todos los estudiantes con necesidades especiales, incluidos los estudiantes como yo que asistían a las clases regulares. Creo que todos se quedaron totalmente estupefactos de que yo haya salido de las clases de nivelación donde podía seguir oculto. Sospecho que uno de ellos estaba seguro de que yo no me estaba comunicando de verdad. Dejó de importarme porque me di cuenta que el problema era él, no yo. En cierto modo fue triste porque tuvo la oportunidad de aprender sobre autismo, pero prefirió ser terco y permanecer ignorante. Y eso pasó con todos.

En mi opinión, una escuela debería sentirse muy orgullosa de ayudar a una persona con discapacidad que está estudiando conforme a su nivel académico y que está dejando atrás una serie de síntomas que lo aíslan seriamente. Imaginen si yo fuera bienvenido y alentado. En ese caso mis victorias serían las victorias de la escuela, y yo me sentiría tranquilo y relajado. No tendría que haber sido así. Soy autista en la manera que percibo el mundo, pero ellos están cegados en la manera que ven al autismo.

El problema conmigo es que me atreví a ser raro y autista, y a asistir a las clases regulares ¡Horror premeditado! Alguien podría salir lastimado, o el mundo podría acabarse, o podría hacerles pensar a otros individuos autistas raros que también pueden educarse.

Pareciera que sus paradigmas educativos se rigen por las limitaciones y las conductas negativas, y no por la superación de desafíos y el coraje, porque vaya que demandó coraje enfrentar su negatividad día tras día. Ese tipo de educadores especiales son los prejuiciosos, los que no se molestan en aprender cuando surge una situación nueva, y que en su lugar se aferran a sus viejas ideas y a su pereza, en una actitud de negatividad que roza la crueldad, o peor.

Ahora sé que me toparé muchas veces con figuras como estas tres a lo largo de mi vida. Me toparé con ellos así lo quiera o no (no quiero, les aseguro), así que debo ser emocionalmente fuerte y resiliente. Se los conoce más allá de la escuela por ser fríos con los estudiantes con necesidades especiales y por hacer que las familias se estresen de manera innecesaria, sintiéndose satisfechos al hacerlo. Pareciera que los estudiantes con necesidades especiales que les agradan son los estudiantes con necesidades no especiales. La realidad es que cuesta muy poco ser entusiasta, amable y apoyar a un estudiante, y los resultados que pueden lograrse de esta manera son muy diferentes.

Lucho por recibir una educación y marcar una diferencia positiva en el mundo, y mis metas permanecerán iguales sin importar el grado de dificultad de la batalla. Mi anhelo es transitar la siguiente etapa de mi educación en una escuela más amigable.

La Tierra del Autismo interna
Enero de 2012

A veces, la frustración de tener autismo equivale a la frustración de ser padres de una persona autista. En los días o momentos malos en los cuales la Tierra del Autismo devora a sus hijos por completo, luchar por ellos implica mucho trabajo, perseverancia y motivación. Mis pobres padres dicen que en esos momentos exhibo expresiones distantes y remotas. La manera en que irrito a los demás cuando estoy en la Tierra del Autismo es un problema.

Escoger detenerse o escaparse no siempre es posible. Mis padres o mi acompañante tienen diferentes estrategias para traerme de nuevo a la realidad. Yo hago ejercicio o pienso. Ellos me hacen hacer una u otra. Me ayuda mucho que me obliguen a pensar cuando mi cerebro se deja llevar por el paraíso sensorial. Es una batalla entre mis sentidos y mi mente. Si nadie me ayuda, cuando me encuentro en uno de esos momentos normalmente mis sentidos me dominarán.

Otras veces logo controlarme más fácilmente. Pero para los momentos difíciles, necesitaré mucho entrenamiento y práctica, al igual que con los deportes y la música. Me doy cuenta de que realizar saltos de tijera reinicia mi mente también. Creo que el desafío más importante es el componente obsesivo compulsivo de estos episodios estereotípicos. A veces es difícil de resistir. También es aterrador estar a merced de las estereotipias o los impulsos, pero agradezco cuando las personas insisten en ayudarme para que pueda lograr controlarme y volver a la Tierra Normal.

Estereotipias, tics y libertad
Enero de 2012

Ojalá pudiera frenar la mayoría de mis estereotipias. Me resulta un poco raro imaginar mi vida sin estereotipias que controlen mis impulsos. Es difícil explicar cómo se sienten a las personas que jamás se han autoestimulado, aunque tal vez puedan imaginárselo si tienen tics o hábitos raros que son difíciles de detener. Veo niños que juegan con su pelo, con su goma de mascar, que se comen las uñas.

En cierto modo son como estereotipias, pero no tan absorbentes, estoy seguro. Autoestimularse no es un acto consciente. Te relaja, te distrae o te revitaliza, depende cuál sea la estereotipia. Algunas estereotipias también son entretenidas.

El problema con las estereotipias es que, tanto a mí como a otras personas autistas, nos tornan distantes, indiferentes, y hacen que conectar con nosotros sea difícil. En ese sentido considero que las estereotipias son diferentes a morderse las uñas, por ejemplo, que es un hábito. Comerse las uñas no es un portal a otra dimensión, mientras que las estereotipias sí. Es por ello que me resulta difícil erradicarlas de mi vida.

Son absorbentes, tentadoras, y acceder a ellas es fácil. Resistirlas es más difícil de lo que uno puede imaginar. Creo que me encantaría vivir un día sin estereotipias para tener un respiro y ver cómo sería una vida sin estereotipias ¿Sería aburrida o insulsa, o simplemente más tranquila? No lo sé. Creo que me adaptaría fácilmente a una nueva forma de vida si estuviera disponible, pero ese no es el caso todavía.

Una nueva oportunidad
Enero de 2012

Mañana empiezo de nuevo la escuela secundaria. A mitad de año me cambié a una escuela nueva. Me sentía muy deprimido en mi escuela secundaria anterior. Tuve suerte. Dos días antes de que terminara el semestre mis papás lograron inscribirme en una escuela nueva. Creo que será un entorno mucho más hospitalario.

Me pregunto cómo hubieran tratado en mi escuela anterior a Stephen Hawking, a Helen Keller, o al ciclista de montaña ciego Erik Weihenmayer si hubieran estudiado allí. Los primeros dos tenían dificultades para comunicarse y necesitaban asistencia uno a uno. Helen deletreaba sus ideas con los dedos, y Annie Sullivan deletreaba con los dedos las lecciones en la mano de Helen. Cuando era más joven, Helen era una pensadora independiente, pero no escribía. ¿La hubieran acusado de no estar haciendo su propio trabajo? ¿Se hubieran sentido molestos por sus ruidos y por su discapacidad tan visible? Stephen Hawking requiere muchísimos apoyos ¿Lo hubieran percibido como una carga costosa, o como alguien que merecía recibir la ayuda profesional que necesitaba? Erik Weihenmayer es ciego ¿Quién sabe? Podría lastimarse en los ajetreados pasillos, y una escuela no puede correr semejante riesgo...

No traigo como ejemplo a estos tres maravillosos individuos para compararme con ellos, sino para imaginarme cómo los hubiera tratado mi escuela anterior en ese entorno de escuela secundaria grande durante los años en que eran diferentes y presentaban desafíos severos, pero cuando todavía no eran famosos. Creo que es fácil deducir la respuesta. Tal vez hubieran decidido que ya soportaron suficiente, al igual que yo.

Adelante y con éxito. Es momento de empezar de nuevo.

Un cambio positivo
Enero de 2012

Ahora me siento bien todas las mañanas cuando voy a la escuela. Esto es como una verdadera bendición ya que cada mañana durante cinco meses sentía ganas de vomitar antes de ir a la escuela. Me atemorizaba tener que experimentar esa tensión durante cuatro años. Gracias a Dios mis papás encontraron a una señora que me ayudó a transferirme a mi escuela nueva. Parecía que no iba a concretarse, y yo tenía miedo porque era muy infeliz en mi escuela anterior. Esa consejera presentó todos los papeles necesarios e ingresé. Le agradezco muchísimo que haya hecho eso por mí. Ahora tengo una oportunidad para poder simplemente aprender. Mi escuela es más pequeña y acogedora que la anterior. Los niños respetan más a los maestros en el aula principal, y mis clases son buenas. Lo maravilloso es que la escuela colabora junto a mis padres para que esta experiencia sea exitosa para mí. Cooperan, se reúnen, conversan, y además son amables. Esto es lo que experimenté en la escuela intermedia, y ahora lo estoy viviendo de nuevo, pero fue difícil lidiar con lo opuesto durante el primer semestre de la escuela secundaria. No puedo comprender por qué los directores eran tan hostiles allí. Parecía que el equipo no quería que las cosas funcionaran bien. No me queda claro el porqué de esta actitud. Debo decir que cada vez que paso en el auto por esa escuela sonrío por dentro sabiendo que nunca volveré allí. Agradezco a todas las personas que hicieron posible que esto sucediera.

El ejercicio como un tipo de tratamiento para el autismo
Febrero de 2012

Cuando era pequeño iba a terapia ocupacional. Me hacían subir a hamacas, martillar junturas, trepar escaleras y saltar en trampolines. Recuerdo que una terapista ocupacional le decía a mi mamá que yo tenía bajo tono muscular ¿Acaso no ayudaría en esta circunstancia ejercitar con pesas para mejorar mi tono muscular? Trabajábamos en mi procesamiento vestibular, de modo que pasaba de una hamaca a otra en lugar de realizar estiramientos, ponerme en mejor forma o ganar masa muscular. Como resultado, no me encontraba en buen estado físico, lo cual es un problema cuando existe un déficit de comunicación entre la mente y el cuerpo.

Estar en forma me permite decirle a mi cuerpo receptivo qué hacer. Ahora me ejercito con un entrenador porque necesito enseñarle a mi cuerpo que me responda. Ahora veo dónde residen mis problemas. Necesito fortalecer mis músculos blandos. Mi resistencia aeróbica debe mejorar y necesito ganar más fuerza en mi zona media, así que trabajo en todo. Realizar estiramientos es lo que más necesito, pero detesto hacerlo porque me duele. Lo haré porque es necesario y vale la pena el dolor. Muchos de mis problemas actuales se podrían haber evitado si las personas me hubieran hecho trabajar en ello de pequeño. Creo que es fundamental que las personas autistas realicen ejercicio físico y estiramientos de manera regular.

Es de mala educación
Febrero de 2012

Hoy observé que claramente no soy la única persona autista que arrebata comida de manera compulsiva. Me junté con un grupo de amigos autistas no verbales que se comunican tecleando. Supongo que a veces es necesario ver a otros hacer lo que tú haces para darte cuenta de que realmente no está bien. A veces tiendo a tomar cosas apetitosas, incluso del plato de otra persona. Sé que es de mala educación. Me lo han dicho muchas veces, pero el comportamiento compulsivo no es un comportamiento racional. Me di cuenta de que mis actos no son en absoluto aceptables cuando vi a otras personas hacer lo mismo. Una mamá tenía una bebida que se veía colorida. Dos niños bebieron de ella antes de que pudieran detenerlos. Las mamás de los niños que bebieron se sintieron avergonzadas y pensé "Yo hago eso." Después llegó otra familia, y a los pocos segundos su hijo tomó el sándwich de mi mamá y le mordió un bocado. Fue demasiado rápido y ella no pudo detenerlo. Cuando al principio los padres se disculparon ella les dijo "No pasa nada". Y acto seguido prosiguió, "en realidad no me gusta cuando las personas le dicen a Ido que no pasa nada porque no está bien. Quiero que lo corrijan." Los papás estuvieron de acuerdo y comentaron que las personas ahora se ofenden más porque su hijo es más grande, de modo que mi mamá le dijo al niño que no debería darle un bocado a su sándwich y que no está bien tomar comida de su plato. Creo que la gente debe hacer más esto. Siento que las personas no deberían perdonar nuestro mal comportamiento porque somos discapacitados. Cuando somos maleducados es necesario que nos lo digan claramente, y no habilitarnos a través de una tolerancia comprensiva y amable a que cometamos actos que no son admisibles. Mi mamá nunca permitiría que un perro le diera un bocado a su sándwich, mucho menos un humano, pero tendemos a ser más indulgentes si las personas tienen autismo. No se preocupen. Podemos aceptar que nos corrijan.

La ruleta de la vida
Febrero de 2012

Mis perros tuvieron suerte. Todos ellos fueron rescatados y tuvieron un comienzo difícil en la vida. Uno de ellos había sido abandonado en un refugio. Otro provino de una organización rescatista, y nuestro hallazgo más reciente es un perro que encontró el primo de mi papá en una calle ajetreada: un perro severamente descuidado que había pasado hambre, lleno de parásitos y con todo el pelo enmarañado. Dos de ellos llegaron a nosotros por casualidad, y a uno de ellos lo recogimos nosotros. No obstante, aquí están. Pensé en ello porque la vida les deparó un final feliz. Los tres podrían haber muerto en un refugio o sido atropellados por un auto, pero en su lugar corretean por el patio, salen a pasear y tienen una vida feliz. Tuvieron suerte en la lotería perruna de la vida.

En la vida tenemos una suerte que no podemos controlar. Es decir, yo tengo mucho poder para hacer que mi vida sea mejor o peor, pero no puedo dejar de tener autismo independientemente de cuánto me esfuerce. Allí es donde entra en juego la suerte. En la ruleta me tocó el Número del Autismo, y no me tocó ningún número para un cerebro normal. Aunque mis probabilidades de tener autismo eran bajas, la suerte dispuso que este sea mi destino. El juego de la ruleta es totalmente de azar. No fue nada personal en contra mío, simplemente me tocó una mala mano. Supongo que la vida es una lotería todo el tiempo. La suerte es algo que no entiendo, ya sea para bien o para mal. Supongo que nunca lo haré y que nadie puede hacerlo, pero espero que algún día mi ruleta decida darme un respiro de mi autismo.

Carta a un amigo con autismo
Marzo de 2012

Querido D.,

Puedo ver que la trampa de un sistema sensorial averiado te entristece, te comprendo plenamente. Cuando tenía doce años me sentía igual que tú. En sexto grado me sentía realmente triste todos los días. Veía que no mejoraba fácilmente, que no progresaba en el habla, en el control de mis manos, ni en la comunicación entre mi cuerpo y me mente pese a años de trabajo duro. En la escuela intermedia, miraba alrededor y veía que ser diferente era el peor pecado ante los ojos de todos nuestros compañeros

Nos guste o no, nuestro destino es ser diferentes. Ahora en cierta manera hasta lo he aceptado porque me di cuenta de que odiar al autismo me deprimía. Aceptar que podía llevar una vida significativa teniendo autismo lo cambió todo. Por dentro todavía deseo poder ser más neurotípico en mi comportamiento. Hablaría en un instante si pudiera descifrar cómo hacerlo, pero me siento bendecido de poder comunicarme, aunque no pueda hablar.

Tú también puedes comunicarte más si te lo tomas con calma. Lo que quiero decir es que es difícil permitirte comunicarte con los demás después de años de autoestimularte internamente. En el camino hacia la comunicación debes aceptar al mundo que yace fuera de tus obsesiones. Veo tus juguetes sensoriales, son un escape increíble; no obstante, veo que tu mamá sigue deseando conocerte por dentro. Tus pensamientos le importan. Ella se pierde la oportunidad de escucharlos porque tú los resguardas firmemente en lo más interno y profundo de tu ser. Es tan liberador desprenderse de ello, comunicarse y unirse al mundo en los hábitos comunes de la escuela y la familia. No te dejes vencer por la tristeza porque podemos ser libres pese a los enormes desafíos que nos presenta el autismo.

Tu amigo, Ido

Mi nueva escuela
Marzo de 2012

Mi escuela secundaria es un lugar muy agradable. El cambio entre mi escuela actual y mi escuela anterior es enorme. Como ya han leído, el último semestre lo pasé muy mal. Yo sabía que la escuela no me quería allí. Jamás movieron un dedo para ser amables o ayudarme a sentirme cómodo o relajado. Fue tan estresante que me cuesta describirlo. La dirección realmente lograba que mi vida fuera intolerable, cuando lo único que yo deseaba era tener acceso a una educación normal.

Ser discapacitado ya de por sí es difícil sin que te hagan sentir rechazado o mal por tener una discapacidad de la que no puedes librarte, de modo que la diferencia entre ese tipo de entorno y mi escuela actual es notable. Los directores son amables y están contentos de tenerme allí. Los maestros son muy respetuosos conmigo y cordiales con mi acompañante. Ahora ya no siento náuseas cuando tengo que ir a la escuela. Me siento cómodo, y puedo aprender como todos los demás. Y de repente ya no tengo problemas conductuales. Esta es mi reivindicación.

Me di cuenta de que la actitud de la dirección es de suma importancia para la cultura de una escuela. Por algún motivo, mi escuela anterior gozaba de una mejor reputación y es considerada una mejor escuela dentro la comunidad. Sé que estoy en las clases avanzadas, con lo cual estoy entre los estudiantes más motivados, pero lo que veo es que no es mejor enseñando, no es amigable, ni los estudiantes se comportan mejor. Ciertamente tampoco es mejor en cuanto a su tolerancia hacia las personas con discapacidad. La escuela nueva está como oculta porque todos quieren que sus hijos vayan a la otra, y yo pienso que esta ha sido mucho, mucho mejor. Una ironía, sin duda.

Aprender a controlarme
Marzo de 2012

Esta mañana, mi acompañante escolar llamó para decir que estaba enferma. Mi maravilloso papá tuvo que dar media vuelta camino al trabajo para quedarse conmigo por la mañana. Después, mi maravillosa mamá hizo lo mismo después de su reunión para que él pudiera ir a trabajar. Tuve que faltar a la escuela porque no había ningún remplazo que pudiera quedarse conmigo. Me puse a pensar en esto porque por primera vez extrañé ir a la escuela. En el pasado, muy pero muy frecuentemente tenía que faltar a la escuela porque mi acompañante estaba enferma y no tenía remplazo. En la escuela intermedia, eso no me entristecía porque al igual que los otros niños me gustaba estar en casa. Cuando iba a la escuela primaria y asistía a las clases de nivelación no me afectaba mucho ir o no ir, pero ahora me siento feliz en la escuela. Si falto me siento triste, así que me di cuenta de que debo volverme más independiente para no tener que volver a pasar de nuevo por esta situación.

Si pudiera controlarme mejor hoy hubiera podido ir. El autismo hace que nuestros impulsos nos distraigan, de modo que sin mi acompañante me autoestimularía camino a clase, me demoraría mucho en sentarme, y haría muchos ruidos. Necesito trabajar más arduamente para autocontrolarme si quiero convertirme en un hombre adulto en lugar de seguir siendo toda la vida un niño que depende de su mamá para que lo oriente. El cerebro puede superar muchos obstáculos. He leído varios libros de neurología sobre personas con trastornos cerebrales que de alguna manera han logrado sanarse.

El cerebro no es un órgano sencillo como el corazón o el hígado porque a veces tiene la capacidad de compensar o adaptarse a las lesiones ¿Quién puede decir qué podemos o no superar? A mi parecer, debo encontrar la manera de tener mejor autocontrol resistiendo mis impulsos. Eso es más difícil de lo que pueda imaginarme, pero supongo que en algún momento tengo que empezar. Al igual que cualquier persona que resiste sus impulsos, se vuelve más sencillo con la práctica. Pero de verdad necesito tener la determinación para hacerlo y, honestamente, mi determinación no es constante. Saber que tengo que hacerlo es el comienzo, pero la fortaleza para hacerlo es el final.

El autismo no verbal y los iPads
Marzo de 2012

El iPad es realmente intrigante. La tecnología me está ayudando a encontrar un lugar en el mundo. Mi esténcil de letras me liberó y me dio una voz por primera vez. Aunque al utilizarlo nunca me han movido o tocado, ya que otra persona lo sostiene por mí, algunas personas dicen que esto es facilitación. Esto me molesta porque es tan obvio que me estoy comunicando que hay que ser prejuicioso para ponerlo en duda. Pero esa es la realidad de ser un comunicador no verbal.

El teclado viejo que tenía era difícil de usar. La voz era robótica y la pantalla pequeña. Transcurrido más de un año seguía resistiéndome a usarlo porque me resultaba incómodo. El iPad funciona mejor. Nadie lo sostiene. Se apoya con un soporte sobre la mesa. De la misma manera, nunca nadie toca mi brazo y la voz es más humana. Estoy realizando otra transición con el avance de la tecnología.

Estoy empezando a sentirme más cómodo utilizando mi iPad. Todavía me pongo nervioso cuando me observan o me graban en video, pero cada vez menos. Me encanta el juego Temple Run del iPad. Me hice adicto a él. Recuerdo que odiaba los juegos, pero este me encanta. Bueno, esto es mucho mejor que cuando me hacían jugar al Candyland a través de ejercicios forzados ¡Qué insípido era ese juego! Me encanta ver cómo sube mi puntaje y mejorar. Hoy en día la tecnología es sensacional y me ayuda en la vida.

Progreso
Abril de 2012

Hoy me di cuenta de algo interesante. Poco a poco mis síntomas se han vuelto menos intensos. Con esto no quiero decir que esté remotamente cerca de ser normal, pero sí estoy más cerca de serlo que antes. Sucedió tan naturalmente que casi ni me di cuenta, pero aun así, es cierto. Es muy agradable reconocer que puede suceder. En el pasado sentía a menudo que no mejoraría en nada y que permanecería siempre en la misma situación.

Ahora puedo decir que mi período de concentración es muchísimo mejor que antes. Hacer los deberes de la escuela, las clases de piano e ir a la escuela han sido de mucha ayuda. También me gusta más jugar. Me divierto con la consola Wii y los juegos del iPad. Disfruto al mejorar mis habilidades. Me doy cuenta de que mejoré a la hora de seguir instrucciones. Mi cuerpo escucha mejor a mi cerebro. El ejercicio físico ha contribuido a esta cuestión. También me he dado cuenta de que me autoestimulo menos. Todavía lo hago mucho, pero menos. El aleteo de manos ha disminuido muchísimo, y lo mismo ha sucedido con muchas de mis estereotipias. En lugar de eso juego con mi iPad, que es una estereotipia socialmente aceptada.

No sé si esto se debe a qué soy más mayor, a que me esforcé mucho por mejorar, o a ambos, pero esto de verdad me alienta a seguir adelante.

Saliendo del pozo

Concluiré diciendo que mientras escribí este libro aprendí a examinar mi propia afección y logré entenderme mucho mejor. Cuando comencé a escribirlo era una persona resentida y autocompasiva. Ya no lo soy. Me enorgullecen mis logros y me siento optimista por mi futuro. Todavía me queda un largo camino por recorrer, pero he trepado alto por la escalera que me sacará del pozo llamado autismo. Me doy cuenta de que tendré que trabajar arduamente, pero agradezco mucho que Soma, mi mamá y otras personas me hayan ayudado a construir esta escalera para salir. No es fácil triunfar sobre una afección, especialmente en el caso de una que solo se comprende a base de observaciones externas. En mi libro traté de mostrar qué es el autismo por dentro. Ahora espero que nuestros extraños hábitos comiencen a cobrar sentido y que nuestros padres, educadores y otras personas reconsideren su punto de vista. Realmente espero que algún día todas las personas autistas no verbales tengan la oportunidad de aprender a comunicarse para demostrarle al mundo que la falta de lenguaje hablado no significa falta de comprensión.

Apéndice

Algunas conversaciones sobre Autismo entre Yoram Bonneh, Ph.D., e Ido Kedar

He mantenido una serie de conversaciones con el Dr. Yoram Bonneh, neurocientífico e investigador sobre autismo, en relación a mi procesamiento interno del lenguaje desde una perspectiva neurológica, y sobre otros temas relacionados con el autismo. A continuación, un extracto de un intercambio que mantuvimos sobre este tema.

YB: Escribiste que ves tus palabras visualmente y que las deletreas en tu mente, pero que no puedes pronunciarlas ¿Se equipara su calidad a la del habla?

IK: Sí, tiene la calidad de una versión visual de lo que pienso. Son como subtítulos mentales.

YB: ¿Es rápido ese proceso?

IK: Si estoy señalando en mi esténcil de letras, escucho las palabras a la velocidad de una conversación normal, pero mi señalamiento es mucho más lento. Si estoy pensando, no señalando, es como un espectáculo visual de luces láser. Escucho rápidamente mis pensamientos, aunque más lento de lo que los veo. Veo muchas palabras rápidamente. Al cabo de un minuto me siento abrumado. Señalar siempre ralentiza mi mente acelerada. Me ayuda a organizar el remolino de mi torbellino interno de letras. Quisiera explicar que antes de poder comunicar mis pensamientos señalando las letras entendía todo lo que escuchaba, pero el remolino de mi torbellino interfería todo el tiempo con mi capacidad de expresar mis pensamientos. Soma me enseñó cómo hacerlo. La velocidad en cierta manera se asemeja mucho a una carrera de autos. Se acelera si me siento sensible. Y a veces se convierte en algo que me aterroriza.

YB: ¿Puedes controlar la velocidad?

IK: No sabría exactamente cómo controlarla. Así es como es, y yo la sigo. Es abrumador.

YB: ¿Tiene volumen, por ejemplo alto o bajo?

IK: Sí, lo escucho con el mismo volumen de una conversación, ni demasiado alto ni bajo. Suena como una voz normal, sin embargo es una voz más masculina que femenina, pero en realidad es más bien una voz neutra.

YB: ¿Puedes controlar el volumen de ese lenguaje interno?

IK: No, el volumen es bastante estable.

YB: ¿Puedes dar un golpecito con el dedo para marcar la velocidad de este "lenguaje interno", es decir, un golpecito con el dedo por cada palabra?

IK: No creo. Mi control motriz es muy limitado, mi ritmo al tocar el piano es errático, pero estoy dispuesto a intentarlo.

YB: ¿Puedes parpadear por cada palabra?

IK: Eso es imposible.

YB: ¿Están sincronizadas las imágenes y los sonidos, o hay un desfasaje?

IK: Es como si fueran relámpagos y truenos, lo veo muy rápidamente. Veo letras y palabras. No se pueden detener. Ocupan mucho espacio mental al igual que una lista escrita. Escucho mis palabras detrás del remolino del torbellino. Es difícil de describir. Escucho a velocidad normal. Lo veo como un remolino de relámpagos.

YB: ¿Qué apariencia tienen las palabras visuales?

IK: Son remolinos rápidos de relámpagos de luces y letras. Son mis pensamientos en un espectáculo de luces láser. No es una línea recta. Se mueven. Se mezclan o se dan vuelta, y en ese momento, tengo que esforzarme para retener mis pensamientos.

A continuación, un extracto de varios intercambios que tuve con el
Dr. Bonneh, en los cuales le ayudé a interpretar el comportamiento de
un estudiante autista no verbal para su maestra.

YB: A un niño le piden que traiga una silla de otra sala para poder
sentarse durante el almuerzo y lo hace sin problema. Sin embargo,
cuando le piden lo mismo en otro contexto el niño se comporta
como si no entendiera en absoluto lo que le están pidiendo. A
continuación se explican algunas posibles interpretaciones:

1. El niño no entiende la orden como una forma explícita de lenguaje,
   sino que más bien reconoce un patrón auditivo que bajo ciertas
   condiciones implica "ve y trae la silla". De esta manera, se asume
   que el niño posee un lenguaje limitado.

2. El niño posee un buen conocimiento del lenguaje, pero ese
   conocimiento no siempre está disponible, por lo que retrocede a una
   falta de comprensión, como en la situación descrita anteriormente.
   Esto me sucede cuando toco la flauta después de un tiempo de
   no hacerlo. Me puede ocurrir que sea incapaz de tocar o incluso
   de comenzar a tocar una nota que conocía bien, pero en otro
   momento, quizás dentro de un mejor contexto, puedo tocar sin
   dificultad. Este tipo de comportamiento nunca sucede con cosas
   que hago habitualmente, pero puede ser diferente en el autismo,
   en el cual la corteza puede provocar "interferencias".

3. El niño tiene buena comprensión del lenguaje y entiende lo que
   le están pidiendo en ambas situaciones, pero la capacidad de
   iniciar y llevar a cabo la acción deseada depende de la fuerza de
   activación de la calidad de la representación neural. A veces esta
   representación puede ser demasiado débil para motivar la acción,
   a menos que esté facilitada por un estímulo contextual (como el
   caso del almuerzo).

   ¿Qué piensas sobre esto? ¿Cuál piensas que podría ser una
   posible solución?

IK: A veces realmente no logro terminar de atar los cabos. Con esto
quiero decir que entiendo el significado, pero no significa que

producirá una respuesta, por lo que parece que no entiendo. En situaciones en las que evaluaban mi nivel de comprensión era peor porque me aterrorizaba que las personas asumieran que lo que interfería con mis respuestas era que no supiera inglés. Me ha sucedido muchas veces. Ahora me sucede menos porque me comunico más. En el presente, sigo dirigiéndome a mi habitación cuando mi mamá me da un cesto de ropa y me dice dónde debo llevarlo. Tiene ropa de mi papá o de mi hermana, claramente, pero mis pies deciden dirigirse a mi habitación. Pero ahora puedo coger la lata correcta en la estantería si me piden que coja frijoles o atún. Ahora puedo hacerlo la mayoría de las veces. Cuando era más joven no podía porque no miraba o no tenía la capacidad de mirar.

Creo que en la situación descrita, no es fácil ver la silla en el lugar nuevo. Si yo no veía algo inmediatamente, me daba por vencido o tomaba lo primero que veía, incluso cuando sabía que no era lo que me estaban pidiendo. No tengo una respuesta para explicar por qué hacía eso. Era espantoso porque sabía que las personas pensaban que no entendía, y yo me sentía avergonzado y aleteaba. Me pasó cuando me tocaba contar objetos o cuando me pidieron que le entregara flores a mi tía. Escribí sobre esto en mi libro.

Es una afección rara, y los síntomas pueden ser fácilmente malinterpretados como una deficiencia del lenguaje receptivo, pero estoy seguro de que se debe a una deficiencia en el control motriz. Lo que ayudaría serían maestros comprensivos que se dieran cuenta de que es un problema corporal, y que nos dieran prompts (pistas) sin ser condescendientes.

YB: Gracias por tu respuesta. Tiene mucho sentido.

Recuerdo que otro niño con el que trabajé podía encontrar fácil y muy rápidamente una secuencia de texto en una página, pero no podía encontrar un objeto en la habitación. No podía iniciar el movimiento de búsqueda deseado. Incluso tenía dificultad para correr la mirada para ver a diferentes personas en una secuencia, y solo podía hacerlo de manera muy lenta y con la ayuda de muchos prompts (pistas). No obstante, en el ejemplo descrito anteriormente el niño no pudo ver la silla en ninguna de las dos situaciones, pero sí pudo traer la silla cuando la petición se hizo en el contexto adecuado.

IK: Mi corazonada es que ya lo había hecho antes en el contexto donde logró hacerlo exitosamente.

YB: ¿Podría el contexto adecuado ser de ayuda para iniciar las acciones deseadas?

IK: Los entornos nuevos tiran por la borda toda posibilidad de tener éxito porque el cuerpo no es capaz de memorizar la secuencia. No se trata de falta de comprensión, es una falta de control motriz espantosa.

YB: ¿Podría tomar la mano de alguien ser de ayuda para iniciar las acciones deseadas?

IK: Sí, desde luego. Es como si un movimiento habilitara la capacidad de reaccionar.

YB: ¿Existe alguna otra manera de saber que el niño en verdad entendió lo que se le pedía?

IK: La única que se me ocurre es a través de comunicación en un esténcil de letras o tecleando.

YB: Le pedí a la médica clínica que me dio el ejemplo del niño y la silla que lo describa con mayor precisión. Me dijo que si le decía al estudiante "Siéntate en tu silla" cuando se encontraba al lado de la mesa, él seguía la directiva más del 90% de las veces. Sin embargo, si ella le daba esta misma indicación en un lugar aleatorio de la habitación, él ensayaba diferentes respuestas y tal vez ninguna de ellas incluía sentarse. No obstante, el niño respondió con un 90% de precisión cuando ella le señaló la silla. Ella explicó que interpretó que el estudiante no entendía el lenguaje, y supuso que infirió el significado a partir de los gestos visuales.

¿Está completamente equivocada al pensar esto? Cuando el niño se encontraba en un "lugar aleatorio" de la habitación no podía ver la silla, y según lo que me cuentas tú ese es el motivo por el cual no podía sentarse. Pero "ensayar varias respuestas diferentes" ¿coincide con esa explicación?

IK: Pienso que él tenía memorizadas una serie de respuestas que manejaba fácilmente en situaciones cotidianas. Todo se volvió confuso internamente en un entorno nuevo en el cual él no tenía memoria corporal, por lo que hizo lo mejor que pudo con las respuestas memorizadas e incorporadas que poseía, y ella saltó a la conclusión de que se debía a una falta de conocimiento. El hecho de que ella haya señalado lo destrabó y él pudo responder.

YB: La clínica agregó que normalmente le daba instrucciones en un tono cantado o con una entonación particular. Por ejemplo, comentó que le decía al niño "Pon tus manos sobre la mesa" utilizando un tono particular. Y agregó, "Si le pedía que 'pusiera una silla sobre su cabeza,' o cualquier otra consigna utilizando la misma entonación con la que le pedía que pusiera sus manos sobre la mesa, él inmediatamente ponía sus manos sobre la mesa. Otro ejemplo es que después de jugar un juego en el piso cantábamos "Ya hemos terminado" en un tono particular, y acto seguido él inmediatamente guardaba los juguetes. Independientemente de qué palabras utilizáramos, ya fuera "pastel de chocolate", "motocicleta", o la palabra que fuera, cada vez que cantábamos con esa entonación él guardaba sus juguetes. Ella me pidió que te preguntara cómo explicarías esto ¿Cuál sería en ese caso la explicación alternativa a una falta de comprensión? Pareciera que el comportamiento obedece a las limitaciones del lenguaje del hemisferio derecho, como si el izquierdo "se hubiera dormido" (o no se hubiera desarrollado adecuadamente).

IK: Es solo una suposición, pero esto es lo que pienso: él realmente está atrapado internamente. Su cuerpo ha memorizado una respuesta a su tono o al contexto. Si yo utilizara una frase contigo todo el tiempo en un momento determinado tú te habituarías a ella. Si utilizara tonos especiales con esa frase también te acostumbrarías a ellos. Si yo sustituyera las palabras, podrías no obstante responder al tono ¿De qué modo es razonable pretender que alguien que está atrapado internamente "se ponga una silla en la cabeza?"

Su cuerpo no obedece a su mente, de modo que recurre a sus respuestas incorporadas y memorizadas.

¿Por qué la reacción del niño resulta extraña y no la expectativa de que ponga una silla sobre su cabeza en ese momento? Si la maestra dice cantando "chocolate" o "motocicleta" de la misma manera que ella normalmente diría "Ya hemos terminado," no estoy seguro de qué se espera que haga el niño. Chocolate es un objeto totalmente aleatorio y allí no hay ninguna consigna, ¿verdad? Posiblemente se haya sentido muy molesto por dentro ¿Aletea más después de estas pruebas? Si está atascado y no puede demostrar su inteligencia ¿qué debe hacer para demostrar que comprende? Los prompts (pistas) son la llave que ella tiene porque le permiten reaccionar de la manera que ella desea. Espero que esto ayude. Dígale a ella que intente hablarle de manera más normal. Si él es como yo, se lo agradecerá.

YB: En tu libro describes y haces hincapié sobre esta dificultad del control motriz, y que es algo que afecta más que a la comunicación. Aunque el control motriz y tomar la iniciativa para realizar actos intencionales es un problema importante para ti (y creo que en general es cierto cuando se tiene autismo severo), me pregunto si tal vez existen otros problemas, como puede ser la memoria de trabajo o la memoria para recordar objetos que no están a la vista. En cuanto a la memoria, recuerdo un experimento simple que hicimos con otro niño. Le dijimos una sola palabra (por ejemplo, "nube") y le pedimos que la recordara. Transcurridos treinta segundos le pedimos que nos dijera la palabra memorizada y no pudo hacerlo. Escribió varias palabras que parecían guardar relación con nube, pero no pudo recordar la palabra "nube." Repetimos este ejercicio con cinco palabras, y no pudo recordarlas transcurridos los treinta segundos, pero a los veinte minutos sorprendentemente recordó todas las palabras. Nuestra interpretación fue evidente — que efectivamente sí se trata de un problema de memoria. Pero me pregunto ¿es posible que él supiera la palabra pero que no haya podido teclearla, y que solo haya podido teclear palabras relacionadas? ¿No te sucede nunca que quieres teclear una palabra puntual y sientes que no puedes, y que solo puedes teclear una palabra diferente?

IK: Sí, frecuentemente. En el pasado a veces mis dedos insistían en teclear repetidamente ciertas letras. Eso ya casi no me sucede ahora. Si me siento nervioso sucede más. Me quedo atrapado en las letras. Necesito destrabarme de alguna manera. Creo que tal vez este otro niño estaba estancado en ese lugar. Pienso que estaba intentando demostrar que entendía, pero estaba atrapado en un espiral. Necesitaba un respiro para poder liberarse de la trampa. Por ejemplo, conozco a un niño que señala alrededor de todas las letras que desea, pero no puede conseguir tocarlas directamente. Pienso que la ansiedad influye en ello. No me gusta tener que demostrar que soy inteligente. Me asusto y empiezo a comportarme de manera nerviosa. Es una afección frustrante, eso debo decirlo.

YB: Gracias nuevamente. Tus respuestas son muy valiosas.

Glosario

ABA, o Análisis Aplicado de la Conducta – es un tratamiento para niños autistas que realicé durante muchos años cuando era pequeño. Este sistema recomienda cuarenta horas semanales de ejercicios de repetición en domicilio utilizando tarjetas e instrucciones para niños muy pequeños, y comienza en la primera infancia. La premisa básica es que los ejercicios de repetición reflejan si un niño sabe algo o no, y que la manera de reparar el cerebro de un niño autista es machacar conceptos básicos a base de repetición para poder avanzar al siguiente nivel. Como expliqué en mis escritos, en mi caso fue un fracaso porque mis errores no se debían a una falta de comprensión, sino a que mi cuerpo no escuchaba a mi mente.

Educación física adaptada – La educación física adaptada es un programa de educación física impartido en la escuela que modifica el programa de estudios para los estudiantes con discapacidad. A menudo carecía de control corporal para realizar las actividades en clase.

Autismo – La definición del autismo ha evolucionado para incluir a las personas con síntomas extremos, así como también a aquellos que son casi normales. Cuando era pequeño, mi mamá me mostró un libro infantil popular que decía que las personas autistas no podían distinguir a las personas de los objetos, y que los niños autistas no formaban lazos con sus padres ni les demostraban afecto. Esa era la visión tradicional y catastrófica, y probablemente impidió que muchos padres pudieran reconocer el autismo en sus niños afectuosos. Ahora, en el otro extremo, algunos libros sobre autismo incluso consideran autistas a las personas que tienen peculiaridades leves.

Yo encajo en la Tierra del Autismo, y aunque sin duda puedo distinguir a las criaturas vivientes de los objetos, soy mucho más que simplemente peculiar. La Tierra del Autismo es un pozo profundo del cual trato de escapar, y, desafortunadamente, es una afección que hoy en día todavía no se comprende muy bien.

Experto – Cuando utilizo el término "experto" me lo imagino entre comillas. No tengo intención de ofender a nadie. Se basa en mi propia experiencia. Los expertos con los que tuve que lidiar cuando era pequeño a menudo obstaculizaban mi progreso porque sus sesgos prejuiciosos interferían con la verdad. Aunque también conocí expertos de verdad, mi queja alude a algunos expertos que gozaban de mucho prestigio ante los demás y que tenían mucho poder sobre la vida de otras personas.

Floortime – Se trata de una intervención temprana que pretende convocar socialmente al niño autista que se autoestimula.

Autismo de alto funcionamiento – Este término se refiere generalmente a las personas que hablan bien, que poseen un excelente control motriz, y que precisan menos apoyos para funcionar en sociedad.

Autismo de bajo funcionamiento – Este término se refiere a las personas que no pueden comunicarse verbalmente y que poseen un control motriz deficiente. Muchos no han aprendido a comunicarse porque por lo general no podemos verbalizar nuestro lenguaje expresivo. A menudo se confunde con retraso cognitivo. Este es un término que no me gusta porque no toma en consideración el intelecto o lo bien que una persona con autismo más severo puede funcionar en sociedad si cuenta con los apoyos adecuados. Según esta definición, pese a que asistí a una escuela secundaria regular y obtuve excelentes calificaciones, yo soy una persona de "bajo funcionamiento" porque necesito el apoyo uno a uno de un acompañante terapéutico.*

IEP – Estas son las siglas en inglés para referirse al Plan Educativo Individualizado. Todo estudiante que necesita apoyo adicional en la escuela debido a una necesidad especial requiere uno.

---

* Según este estándar riguroso, Helen Keller y Stephen Hawking también podrían haber sido considerados de "bajo funcionamiento", lo cual, considerando sus logros, todos podemos concluir que es un absurdo. Por otro lado, si a Helen no le hubieran enseñado a comunicarse, o si a Stephen no le hubieran brindado su dispositivo de comunicación, todas sus brillantes ideas hubieran quedado atrapadas dentro de sus mentes. En ese caso, qué fácil hubiera sido para las personas asumir que no entendían ni pensaban claramente.

PECS – Estas son las siglas en inglés para referirse al Sistema de Comunicación por Intercambio de Imágenes, y se trata de un sistema de comunicación elemental a base de símbolos e imágenes. Una persona puede comunicar su deseo de tomar jugo señalando la imagen de un jugo, por ejemplo, pero con este sistema no se puede comunicar nada que exceda una necesidad básica.

Prompt – Un prompt es una pista que un instructor utiliza para ayudar a que una persona autista se mantenga enfocada en completar una tarea. Los prompts (pistas) pueden ser verbales o no verbales.

Rapid Prompting Method – RPM es el método que desarrolló Soma Mukhopadhyay para ayudar a las personas autistas a comunicarse señalando las letras en un estencil o tecleando. Así es como comencé a trepar el pozo y salir del silencio.

Educación de nivelación – Esto se refiere a una educación básica para los niños denominados de "bajo funcionamiento". Este método asume que el niño padece un trastorno en su cognición o en su lenguaje receptivo, motivo por el cual las lecciones se mantienen repetitivas y rudimentarias año tras año. En mi caso, debido a que no tenía un retraso cognitivo ni en mi lenguaje receptivo, el ser "educado" durante tantos años en este entorno fue tremendamente frustrante.

Refuerzos – Estas son pequeñas recompensas que utiliza el programa ABA para modificar exitosamente una conducta. De la misma manera que un adiestrador de perros pone una golosina en la boca del perro cuando realiza exitosamente un truco, mis instructoras de ABA me daban un sorbo de jugo, un pedazo minúsculo de caramelo, una pequeña ración de sandía, cosquillas en la espalda, un choque de manos o me decían "bravo" cuando acertaba las respuestas en mis ejercicios.

Integración sensorial – Esta es una teoría que emplea la terapia ocupacional, cuyo objetivo es organizar nuestros sentidos a través de hamacas y otros movimientos.

Estereotipias/autoestimulaciones – Las estereotipias se refieren a las conductas autoestimulatorias, uno de los síntomas característicos del autismo. Algunos ejemplos son aletear, agitar sogas, alinear objetos, hacer ruidos, y un sinfín de conductas que son entretenidas, divertidas, recreativas o un escape, pero que pueden irritar a los otros y nos retraen de la realidad.

www.ingramcontent.com/pod-product-compliance
Lightning Source LLC
Chambersburg PA
CBHW060849280326
41934CB00007B/980